# Eaux Minérales de France

Docteur C. Chauvet
de Royat

# EAUX MINÉRALES
## DE FRANCE

Docteur C. CHAUVET
(DE ROYAT)

# EAUX MINÉRALES DE FRANCE

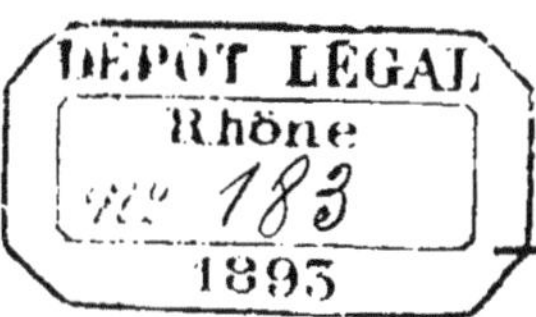


## SITUATION, COMPOSITION INDICATIONS THÉRAPEUTIQUES



LYON
A. STORCK, ÉDITEUR
78, Rue de l'Hôtel-de-Ville

PARIS
G. MASSON, ÉDITEUR
120, Boulevard St-Germain

# INTRODUCTION

La méthode des représentations graphiques se répand de plus en plus, car elle permet de fixer dans l'esprit, beaucoup mieux que par des chiffres alignés, soit la comparaison de certaines quantités, soit la marche de certains phénomènes.

Nous avons employé cette méthode pour représenter les résultats de l'analyse chimique de ces médicaments complexes, les eaux minérales.

Le but de cette publication est donc de mettre sous les yeux du public médical, d'une façon nette et saisissante, la composition des principales sources minérales françaises. La quantité (rapportée à un litre) soit du total du résidu fixe, soit des principaux sels qui le constituent est représentée par la juxtaposition de petites surfaces carrées formant une bande longitudinale colorée (la couleur variant suivant les substances. — Voir plus loin.)

Chacun de ces petits carrés représente, soit deux décigrammes (carré simple □) soit deux centigrammes (carré coupé par une diagonale ⧅) soit deux milligrammes (carré coupé par deux diagonales perpendiculaires ⊠).

Il est tout naturel que la moitié d'un carré, suivant sa nature, représentera 1 décigramme, 1 centigramme ou 1 milligramme.

Il sera facile à la simple inspection de ces bandes de diverses longueurs de voir quelle est la ou les substances qui prédominent, de même en comptant le nombre des carrés constituant la bande on précisera exactement la quantité de chacun des sels découverts par l'analyse.

Pour faciliter la numération de ces carrés ou divisions, nous avons, toutes les cinq divisions, tiré un trait plus fort surmonté des chiffres 1-2-3, les chiffres représenteront des grammes si les carrés sont simples, des décigrammes (carrés ◪) des centigrammes (carrés ⊠). En se reportant à l'extrémité de la bande colorée, on verra le chiffre surmontant le dernier trait fort, indiquant le nombre de grammes ou de décigrammes, il ne restera plus qu'à compter la fraction qui suit ce dernier trait fort.

Exemple :

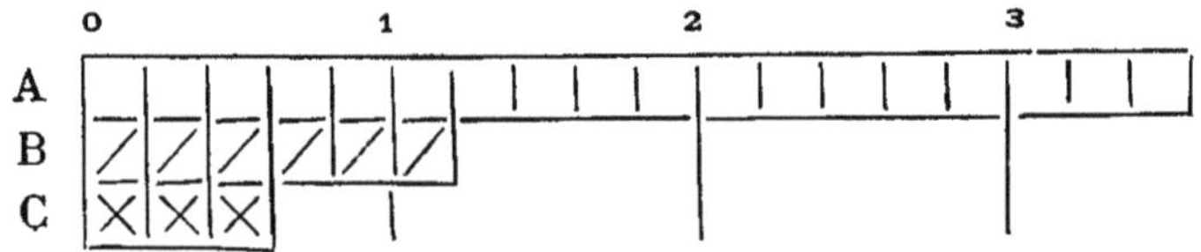


| | | |
|---|---|---|
| La bande A représente | | 3 gr. + 3 × 0,2 soit 3,6 |
| La bande B | — | 1 déc. + 1 × 0,02 soit 0,12 |
| La bande C | -- | 3 × 0,002 soit 0,006 millig. |

La valeur de ces carrés est toujours la même excepté pour certaines sources chlorurées ou le total du chlorure de sodium est tel que la bande colorée aurait pris des proportions que ne permettait pas notre format. Nous avons eu soin pour ces sources d'indiquer l'échelle adoptée.

Nous avons dit que la couleur de la bande variait suivant les substances. Elle sera gris pour le total des substances fixes ou du résidu sec. Les autres couleurs indiqueront l'acide du sel : jaune pour les bicarbonates ou carbonates, verte pour les chlorures, etc. Les différentes bases seront indiquées par des variétés de la teinte fondamentale. Nous avons adopté une teinte pour les sels de fer et une autre pour les sels d'arsenic quel que soit l'acide ou la base qui entre dans sa composition. Du reste, devant chacune des bandes se trouve le nom de la substance qu'elle représente; on n'aura donc pas besoin de recourir à une échelle des couleurs et des tons.

Dans chacune des analyses nous n'avons indiqué la quantité que des éléments constituants principaux de la source. Il eût été fastidieux d'indiquer graphiquement la teneur de toutes les sources en substances qui ne s'y trouvent qu'en quantités infinitésimales et qui échappent le plus souvent à toute interprétation thérapeutique.

Pour chaque station nous n'avons pas donné l'analyse de toutes les sources, car souvent elles sont sinon semblables du moins très analogues. Nous nous sommes limité aux sources principales et à celles qui présentent quelque particularité.

Nous indiquons aussi la température et la richesse des eaux en substances gazeuses et, autant que possible, leur débit en vingt-quatre heures.

Pour compléter ces graphiques, nous avons dans le texte, à propos de chaque station, indiqué l'altitude, nous avons énuméré le nombre et la variété des sources dont l'analyse n'est pas donné graphiquement. Nous avons, en quelques mots, indiqué leurs principaux modes d'administration. Enfin, nous avons résumé de notre mieux en nous appuyant sur les meilleures autorités les principales indications thérapeutiques.

---

# EAUX MINÉRALES

CLASSÉES

## PAR RÉGION

CARTE DE CLASSIFICATION PAR RÉGIONS

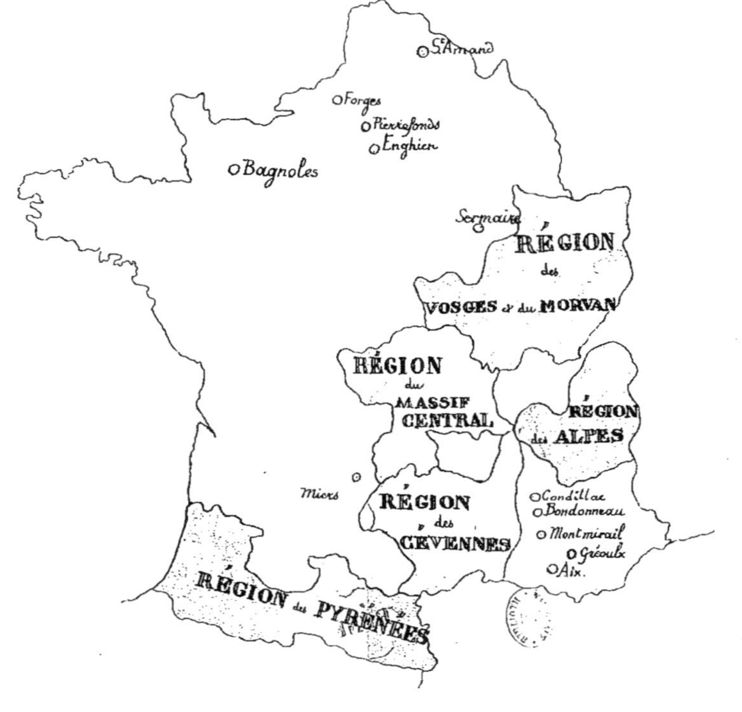


A. STORCK, ÉDITEUR

DÉPOSÉ

# RÉGION DES PYRÉNÉES

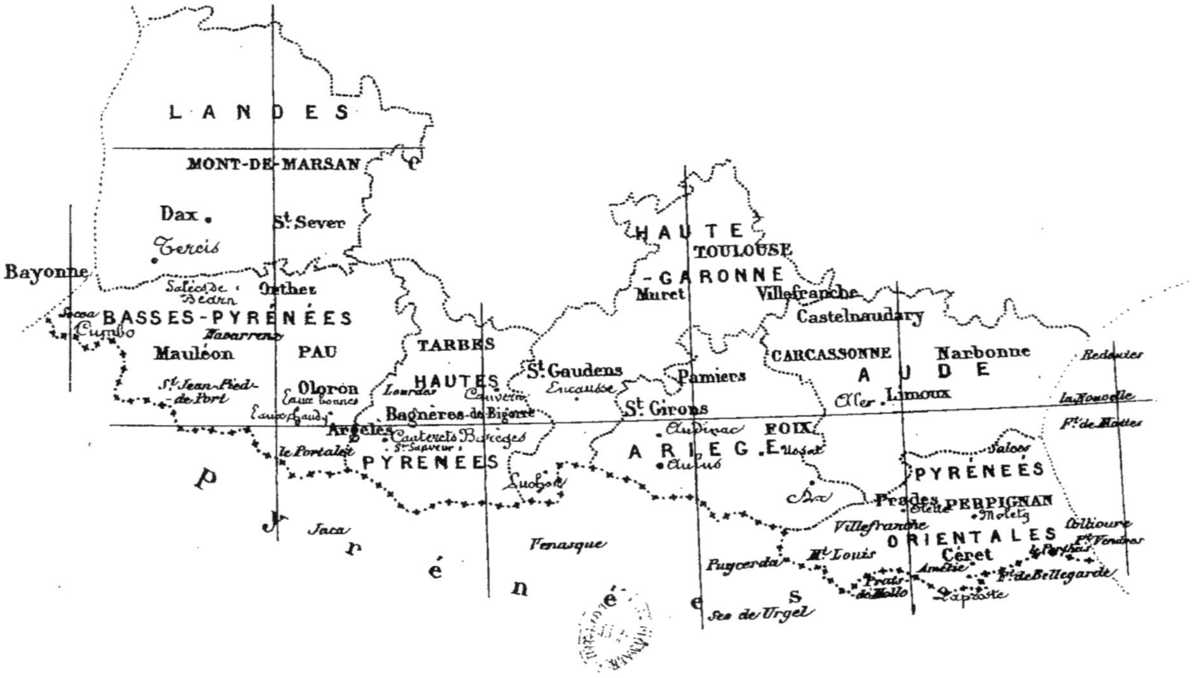

LANDES
MONT-DE-MARSAN
Dax
St. Sever
Bayonne
BASSES-PYRÉNÉES
Orthez
Mauléon
PAU
Oloron
St. Jean-Pied-de-Port
le Portalet
TARBES
HAUTES
PYRÉNÉES
Argelès
Bagnères-de-Bigorre
Cauterets
Barèges
Luchon
St. Gaudens
HAUTE-GARONNE
TOULOUSE
Muret
Villefranche
St. Girons
Pamiers
ARIÈGE
FOIX
CARCASSONNE
Castelnaudary
AUDE
Narbonne
Limoux
PYRÉNÉES-ORIENTALES
Prades
PERPIGNAN
Villefranche
Mt. Louis
Céret
Puycerda
Prats-de-Mollo
Collioure
Pt. Vendres
Ft. de Bellegarde
Jaca
Venasque
Seo de Urgel
Pyrénées

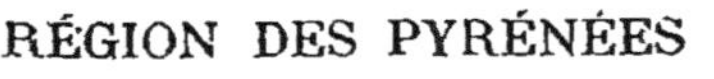



Pl. B

Pl. C

## RÉGION DU CENTRE

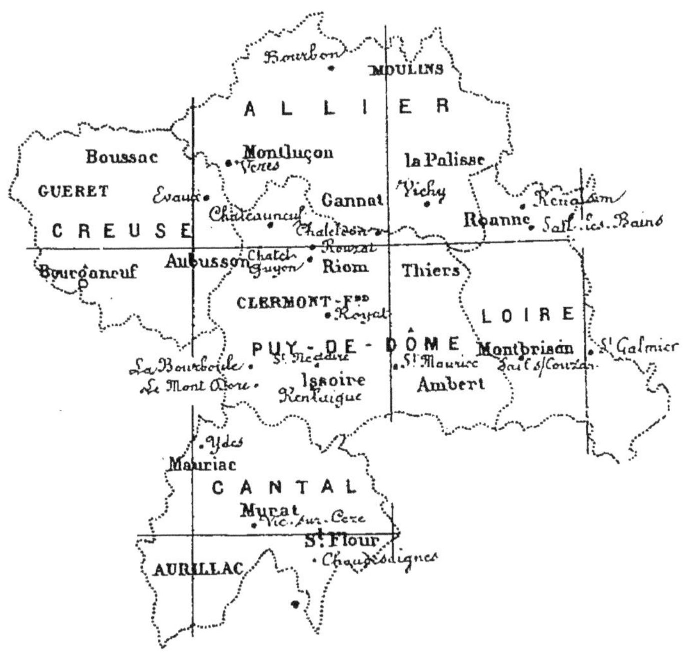


## RÉGION DES CÉVENNES

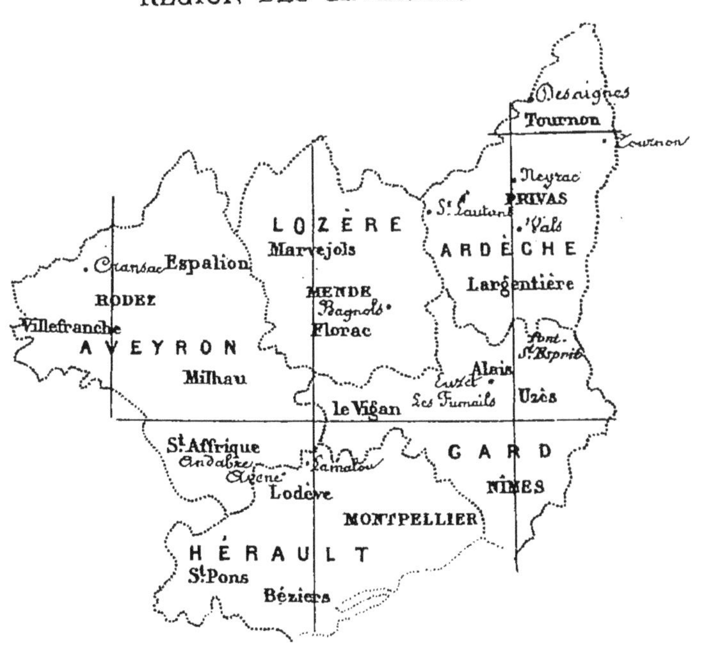


A. STORCK, ÉDITEUR

Pl. D

# RÉGION DES ALPES

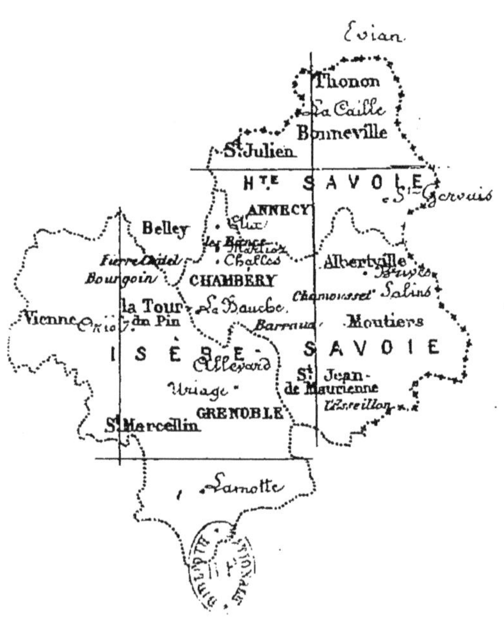


DÉPOSÉ

# AMELIE (Pyrénées-Orientales)

SOURCE GRAND ESCALDADOU. — Température 61°.6

Substances fixes.
Sulfure de sodium..
Sulfate de soude.
Carbonates alcalins.
Chlorure de sodium.

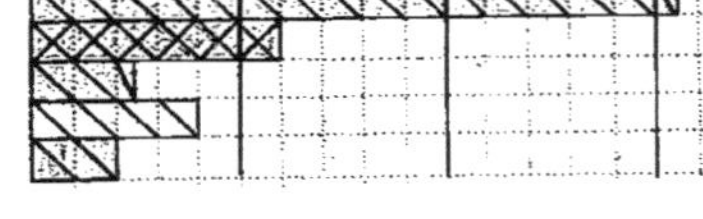

SOURCE AMÉLIE. = Température 47°

Substances fixes.
Sulfure de sodium.
Sulfates.
Carbonates.
Chlorure de sodium.

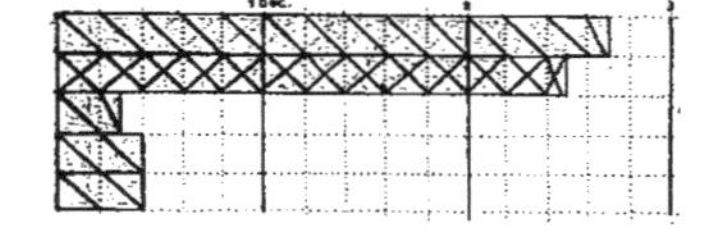

# AX (Ariège)

SOURCE VIGUERIE. — Température 79° 5

Substances fixes.
Sulfure de sodium.
Sulfate de soude.
Silicates.
Chlorure de sodium.

SOURCE BAIN FORT. — Température 42°

Substances fixes.
Sulfure de sodium.
Sulfate de soude.
Silicates.
Chlorure de sodium.

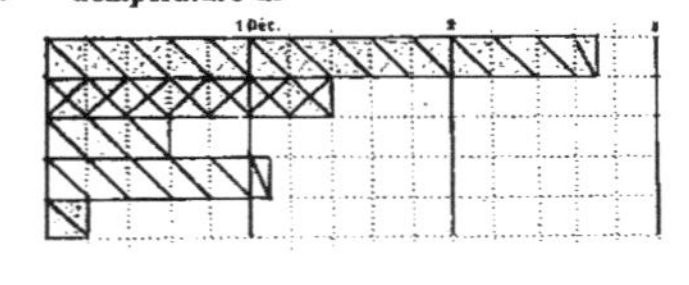

# BAGNÈRES-DE-BIGORRE (Htes-Pyrénées)

SOURCE LABASSÈRE (sulfurée sodique). — Température 12°.5

Substances fixes.
Sulfure de sodium.
Chlorures.
Silicates.

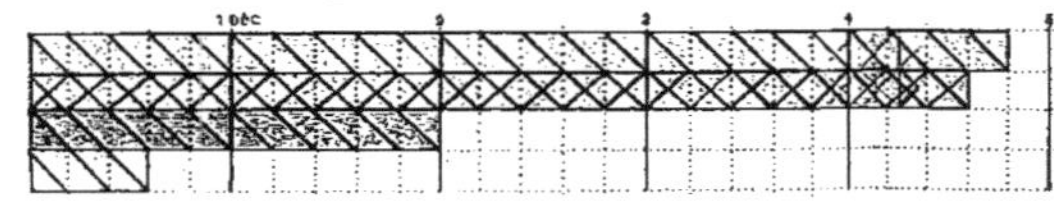

SOURCE DE PINAC

Substances fixes.
Sulfates.
Carbonates.
Chlorures.

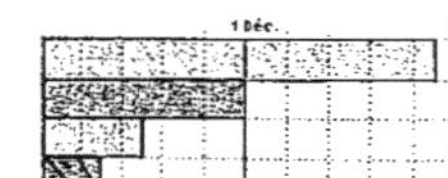

# BARÈGES (Hautes-Pyrénées)

SOURCE DU TAMBOUR. — Température 44°.10

Substances fixes.
Sulfure de sodium.
Chlorure de sodium.
Silicates.

SOURCE DE L'ENTRÉE. — Température 43°.9

Substances fixes.
Sulfure de sodium.
Chlorure de sodium.
Silicates.

# BARZUN-BARÈGES (Hautes-Pyrénées)

Température 29°

Substances fixes.
Sulfhydrate de sodium.
Chlorure de sodium.
Silicate de soude.
Sulfates.

# EAUX-BONNES (Basses-Pyrénées)

SOURCE VIEILLE. — Température 32°.7

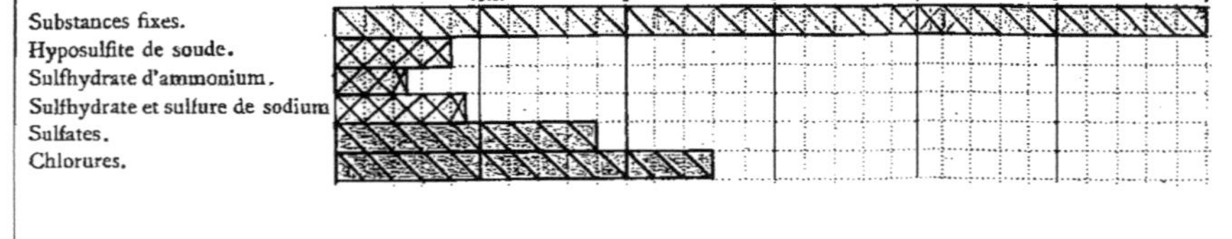


SOURCE D'ORTECH. — Température 21°.5

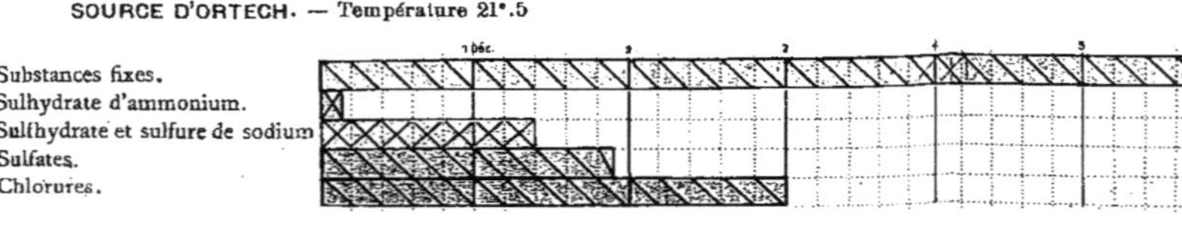


A. STORCK. ÉDITEUR

# EAUX-CHAUDES (Basses-Pyrénées)

SOURCE LE CLOT. — Température 36°.2

Substances fixes.
Sulfure de sodium.
Chlorure de sodium.
Sulfates.
Silicates.

SOURCE MAINVIELLE. — Température 16°.2

Substances fixes.
Sulfure de sodium.
Chlorure de sodium.
Sulfates.
Silicates.

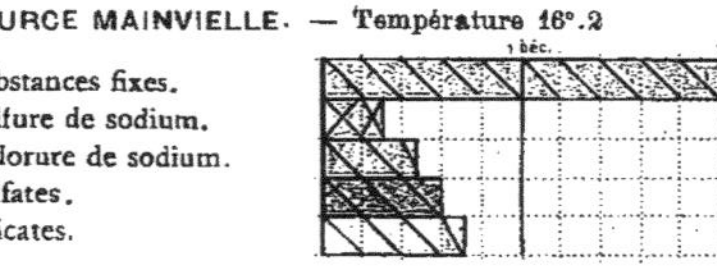

# CAUTERETS (Hautes-Pyrénées)

## 1° Groupe de l'Est

SOURCE CÉSAR. — Température 48°

Substances fixes.
Sulfure de sodium.
Chlorure de sodium.
Sulfate de soude.
Silicates.

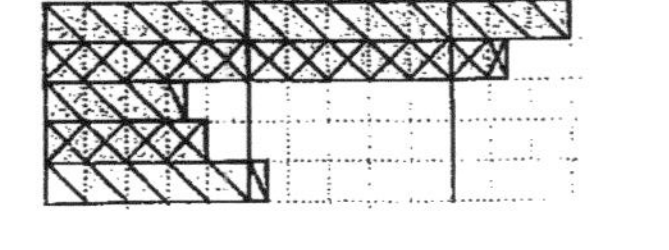

SOURCE PAUZE VIEUX. — Température 43°

Substances fixes.
Sulfure de sodium.
Chlorure de sodium,
Sulfate de soude.
Silicates.

## 2° Groupe de l'Ouest

LA RALLIÈRE SOURCE CHAUDE. — Température 58°.7

Substances fixes.
Sulfure de sodium.
Chlorure de sodium.
Sulfate de soude.
Silicates.

LA RALLIÈRE SOURCE TEMPÉRÉE. — Température 37°.5

Substances fixes.
Sulfure de sodium.
Chlorure de sodium.
Sulfate de soude.
Silicates.

## 3° Groupe du Sud

SOURCE MAHOURAT. — Température 50°

Substances fixes.
Sulfure de sodium.
Chlorure de sodium.
Sulfate de soude.
Silicates.

SOURCE DES ŒUFS. GRIFFON A. — Température 58°.8

Substances fixes.
Sulfure de sodium.
Chlorure de sodium.
Sulfate de soude.
Silicates.



A. STORCK, ÉDITEUR

# CHALLES (Savoie)

SOURCE PRINCIPALE. — Température 9°.5

Substances fixes.
Sulfhydrate de soude.
Carbonate de soude.
Chlorure de sodium.
Iodure de sodium.

PETITE SOURCE. — Température 8°

Substances fixes.
Sulfhydrate de soude.
Carbonate de soude.
Chlorure de sodium.
Iodure de sodium.

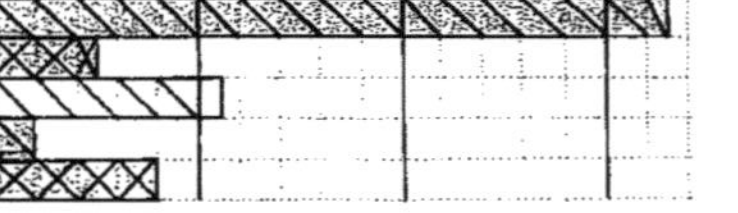


# LUCHON (Haute-Garonne)

GROTTE SUPÉRIEURE. — Température 54°.5

Substances fixes.
Sulfure de sodium.
Sulfates.
Chlorure de Sodium.
Silicates.

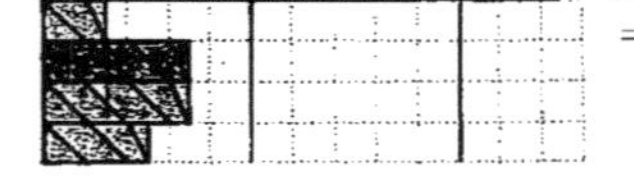


Débit en 24 h.
= 7.200 lit.

SOURCE LA REINE. — Température 55°.8

Substances fixes.
Sulfure de sodium.
Sulfates.
Chlorure de sodium.
Silicates.

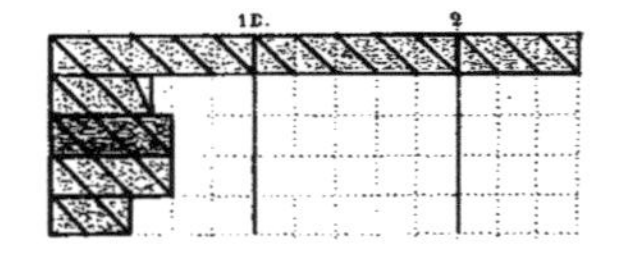


SOURCE BLANCHE. — Température 45°

Substances fixes.
Sulfure de sodium.
Sulfates.
Chlorure de sodium.
Silicates.

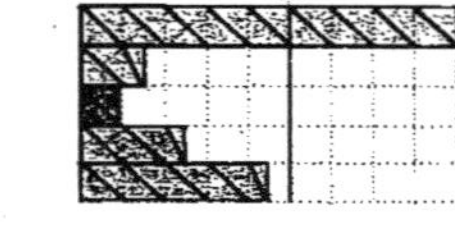


Débit en 24 h.
= 8.208 lit.

SOURCE BORDEU. — Température 52°

Substances fixes.
Sulfure de sodium.
Sulfates.
Chlorure de sodium.
Silicates.

Débit en 24 h.
= 66.240 lit.

A. STORCK, ÉDITEUR

Pl. V

# GAZOST (Hautes-Pyrénées)

Température 12°

Substances fixes.
Sulfure de sodium.
Chlorures.
Sulfates.
Bicarbonates.

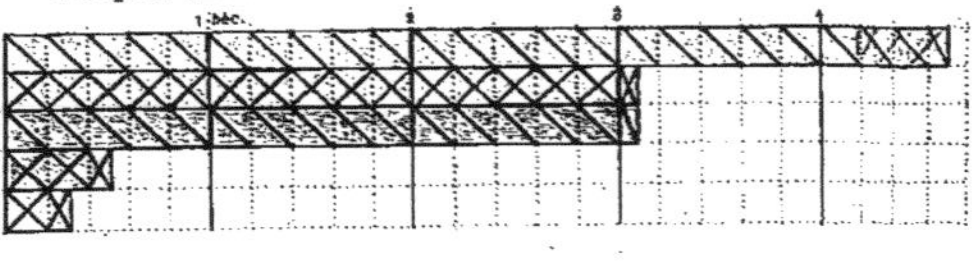

# MARLIOZ (Savoie)

Température de 14° à 24°

Substances fixes.
Sulfure de sodium.
Carbonate de soude.
Sulfates.
Chlorure de magnesium.

# MOLITG (Pyrénées-Orientales)

Température de 21° à 37°,9

Substances fixes.
Sulfure de sodium.
Carbonates.
Sulfates.
Chlorure de sodium.

# OLETTE (Pyrénées-Orientales)

SOURCE SAINT-ANDRÉ. — Température 75°

Substances fixes.
Sulfure de sodium.
Carbonate de soude.
Sulfates.
Chlorure de sodium.
Silice.

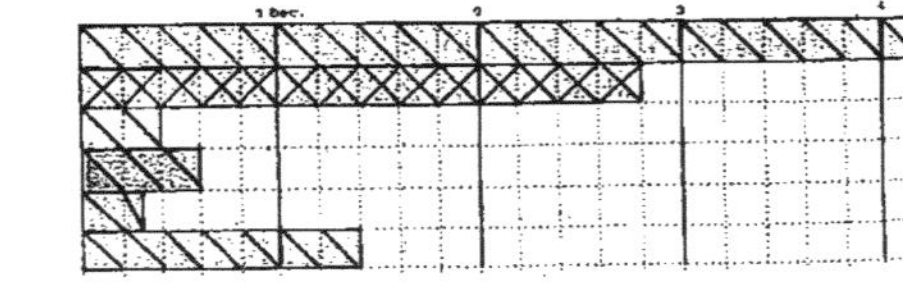

SOURCE BUVETTE

Substances fixes.
Sulfure de sodium.
Carbonate de soude.
Sulfates.
Chlorure de sodium.
Silice.

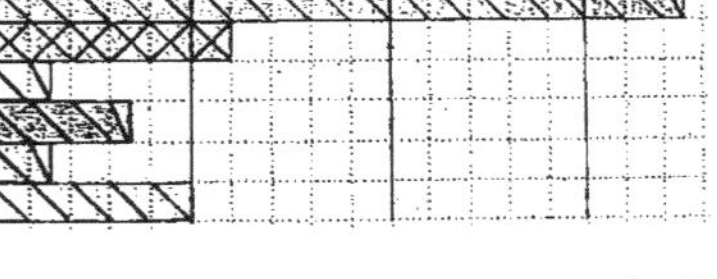

A. STORCK, ÉDITEUR

# LA PRESTE (Pyrénées-Orientales)

Température 42°

Substances fixes.
Sulfure de sodium.
Carbonates.
Sulfates.
Chloruré de sodium.

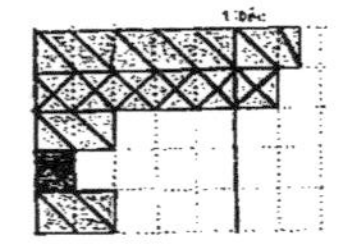

# SAINT-SAUVEUR (Hautes-Pyrénées)

## SOURCE DES DAMES

Substances fixes.
Sulfure de sodium.
Chlorure de sodium.
Sulfate de soude.
Silicates.

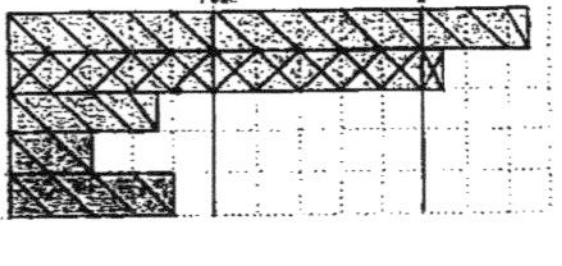

## SOURCE DE LA HOUTALADE. — Température 22°

Substances fixes.
Sulfure de sodium.
Chlorure de sodium.
Sulfate de soude.
Silicates.

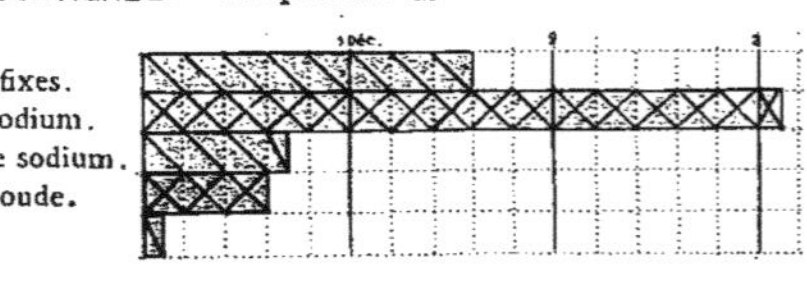

# LE VERNET (Pyrénées-Orientales)

## SOURCE PETIT SAINT-SAUVEUR

Substances fixes.
Sulfure de sodium.
Chlorure de sodium.
Sulfate de soude.
Carbonates.

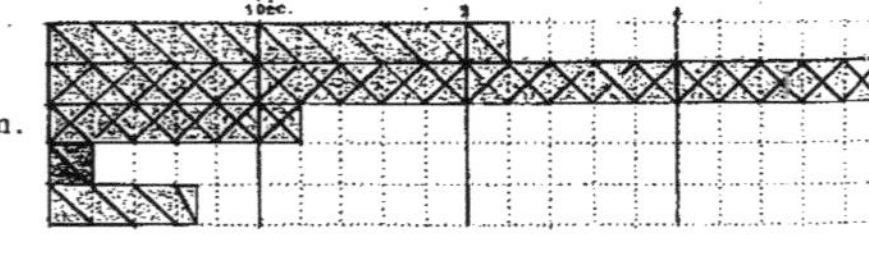

## SOURCE DU TORRENT

Substances fixes.
Sulfure de sodium.
Chlorure de sodium.
Sulfates.
Carbonates.

A. STORCK, ÉDITEUR

# AIX (Savoie)

SOURCE DU SOUFRE. — Température 44°

Substances fixes.
Carbonates.
Sulfates.
Chlorure de sodium.

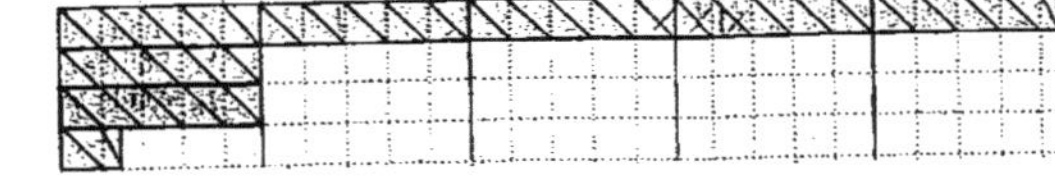

| | |
|---|---|
| Acide sulfhydrique libre | 0.00837 |
| Soufre combiné | 0.00384 |
| Acide carbonique | 0.0932 |
| Azote | 14cc,03 |

SOURCE D'ALUN. — Température 47°

Substances fixes.
Carbonates.
Sulfates.
Chlorure de sodium.

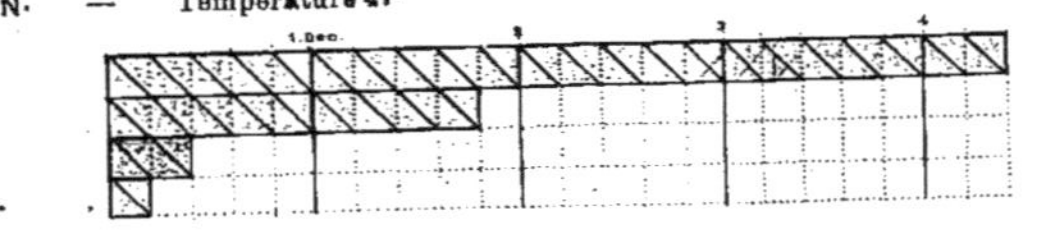

| | |
|---|---|
| Acide sulfhydrique libre | 0.00374 |
| Soufre combiné | 0.00360 |
| Acide carbonique | 0.0882 |
| Azote | 12cc,05 |

# ALLEVARD (Isère)

Froide

Substances fixes.
Carbonates.
Sulfates.
Chlorures.

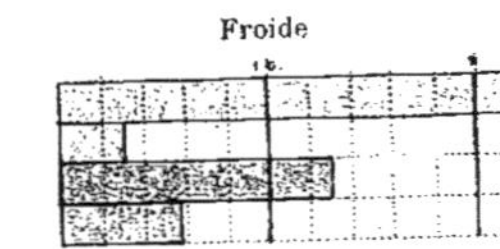

| | |
|---|---|
| Acide sulfhydrique libre | 24cc.75 |
| Acide carbonique | 97cc |
| Azote | 41cc |

# BAGNOLS (Lozère)

Température 42°

Substances fixes.
Bicarbonates.
Sulfates.
Chlorures.

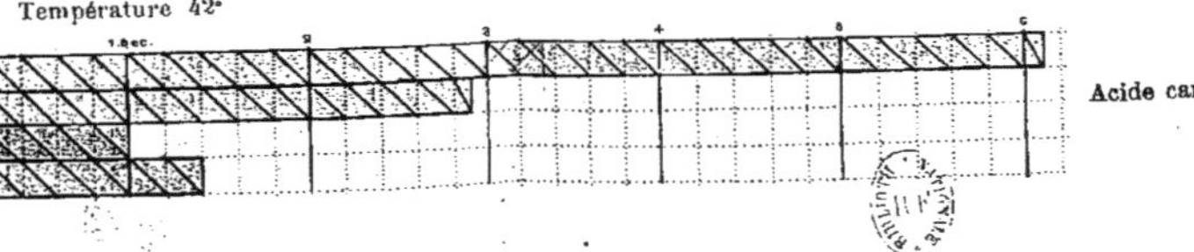

Acide carbonique 1cc,7

A. STORCK ÉDITEUR

# LA CAILLÉ (Savoie)

Température 30°

Substances fixes.
Bicarbonates.
Hyposulfite de soude.
Sulfates
Chlorure de sodium.

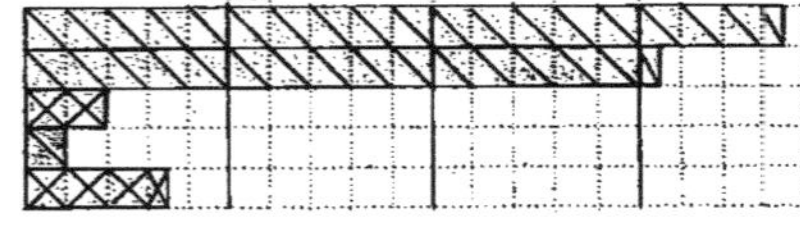

Hydrogène sulfuré 0°0095
Acide carbonique libre 0°0167

# CAMBO (Basses-Pyrénées)

SOURCE SULFUREUSE. — Température 22°

Substances fixes.
Carbonates.
Sulfates.
Chlorure de magnésium.

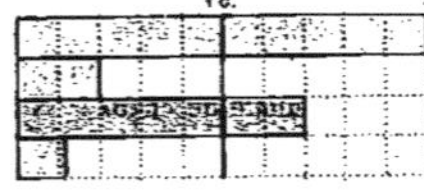

SOURCE FERRUGINEUSE. — Température 15°5

Substances fixes.
Carbonate de chaux.
Sulfate de chaux.
Chlorure de calcium.
Carbonate de fer.

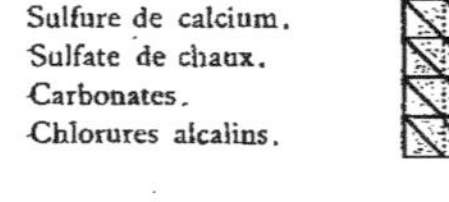

# ENGHIEN (Seine-et-Oise)

SOURCE DU LAC. — Température 12°

Substances fixes.
Sulfure de calcium.
Sulfate de chaux.
Carbonates.
Chlorures alcalins.

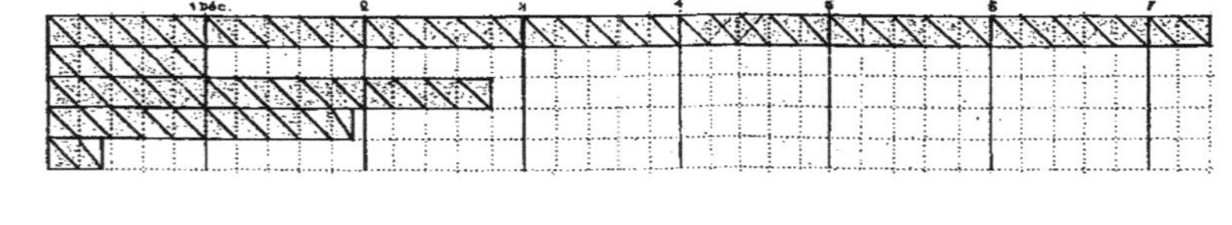

SOURCE COTTE. — Température 13°

Substances fixes.
Carbonates.
Sulfates.
Chlorure de sodium.

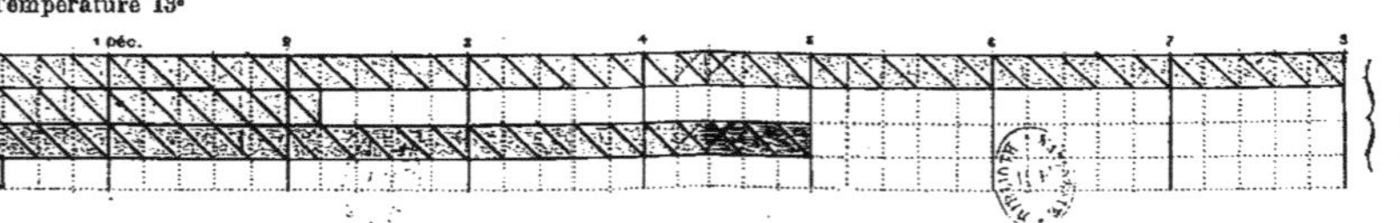

Azote 0.01956
Acide carbonique libre 0.11958
Acide sulfhydrique libre 0.025541

A. STORCK, ÉDITEUR

# EUZET (Gard)

SOURCE LAVALETTE. — Température 11°

Substances fixes.
Hyposulfite de soude.
Sulfate de chaux.
Autres sulfates.
Bicarbonate de magnésie.
Chlorure de sodium.
Bitume.

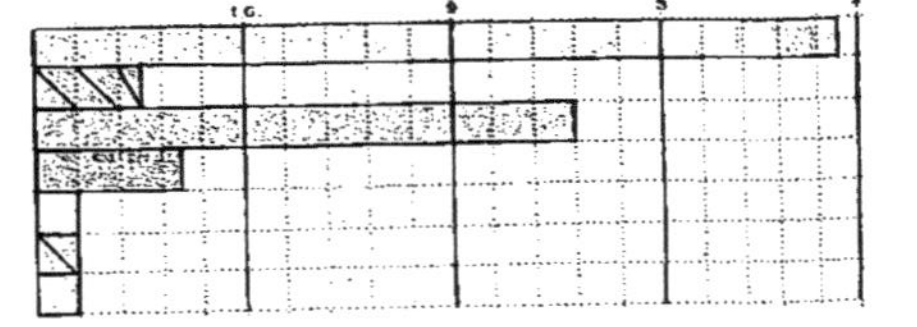

Acide sulfhydrique 0.00022

# LES FUMADES (Gard)

SOURCE DELBOS SUPÉRIEURE. — Température 12°

Substances fixes.
Sulfure de calcium.
Sulfate de chaux.
Chlorures.
Bicarbonates.

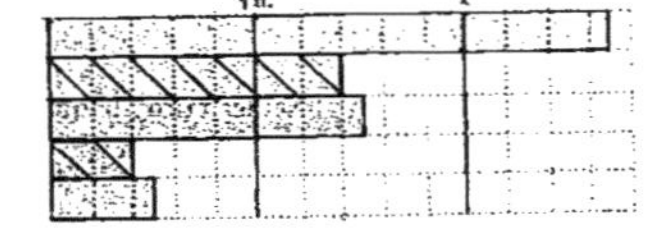

Acide sulfhydrique libre 0.023

# GUILLON (Doubs)

Température 18°

Substances fixes.
Sulfates.
Bicarbonates.
Chlorures.

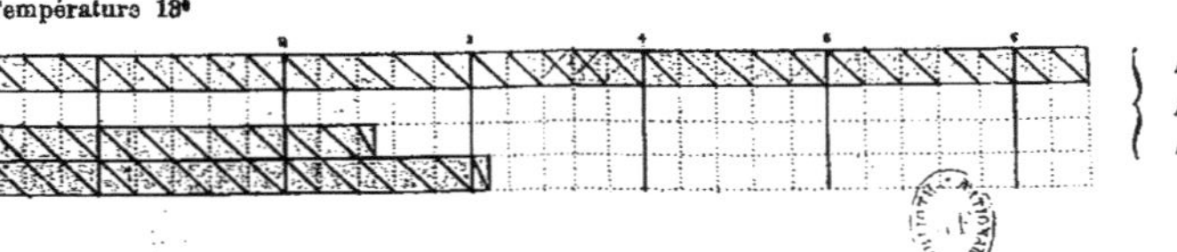

Azote 0.00200
Acide carbonique libre 0.01100
Acide sulfhydrique libre 0.00283

A. STORCK, ÉDITEUR

# MONTMIRAIL (VAUCLUSE)

SOURCE SULFUREUSE. — Température 17°,4

Substances fixes
Sulfures calcium.
Sulfate de chaux.
Chlorures.
Bicarbonates.

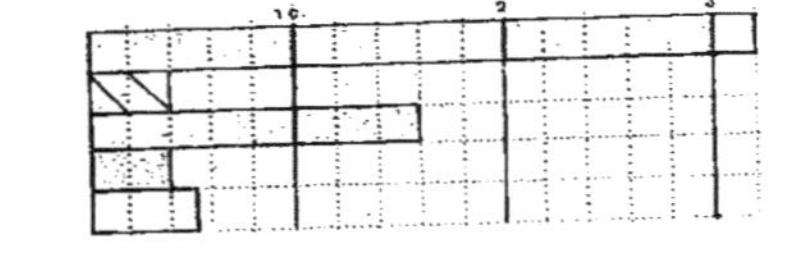

Acide sulfhydrique libre 0.0067

# PIERREFONDS (OISE)

SOURCE SULFUREUSE. — Température 10°.

Substances fixes.
Sulfure de calcium.
Bicarbonates.
Sulfates.
Chlorures.

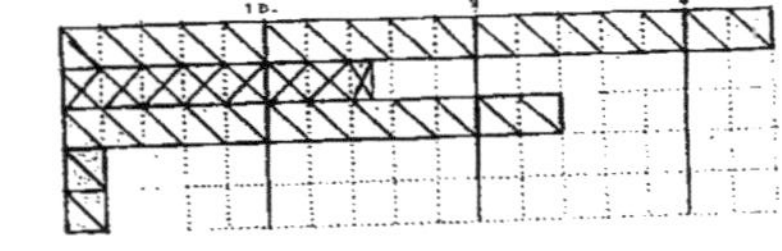

Acide sulfhydrique libre 0,0022

# SAINT-HONORÉ (NIÈVRE)

SOURCE DE LA CREVASSE. — Température 26°

Substances fixes.
Sulfates.
Bicarbonates.
Chlorure de sodium.
Silicates.
Oxyde de fer.
Acide arsénique.

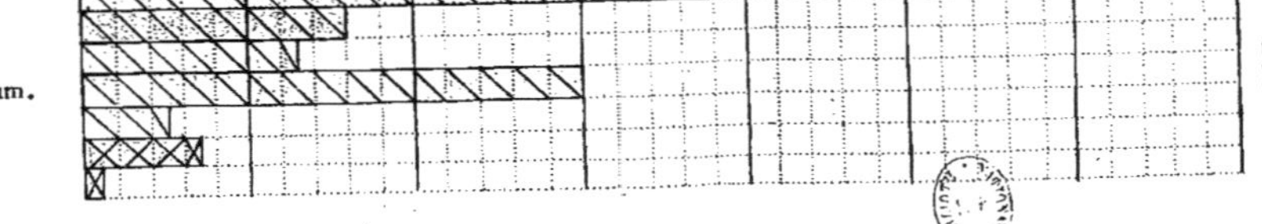

Acide sulfhydrique libre 0 lit. 07
Acide carbonique libre 1/9 du volume

A. STORCK, ÉDITEUR

Pl. XI

# BALARUC (Hérault)

Acide carbonique libre 0.0984
Azote et oxygène 13,42

SOURCES ANCIENNES. — Température 48°.

Substances fixes.
Chlorure de sodium.
Autres chlorures.
Sulfates.
Bicarbonates.

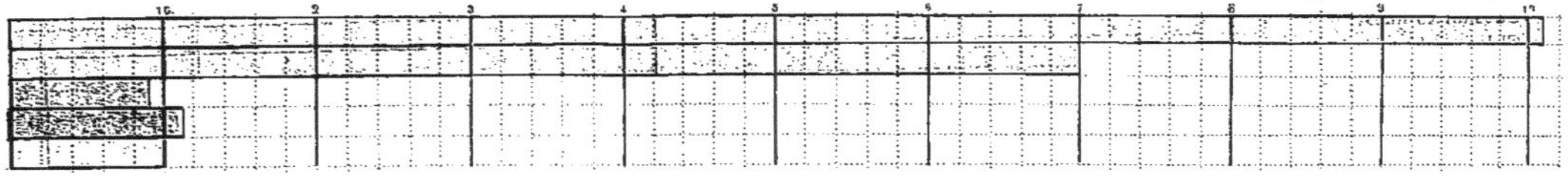

# BOURBON-LANCY (Saone-et-Loire)

SOURCE LYMBE. — Température 55°.8.

Substances fixes.
Chlorure de sodium.
Sulfates.

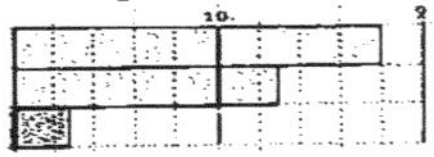

# BOURBON-L'ARCHAMBAULT (Allier)

SOURCE THERMALE — Température 52°.

Substances fixes
Chlorure de sodium.
Bicarbonates.
Sulfates.
Bromures alcalins.
Crenate de fer.
Silicates.

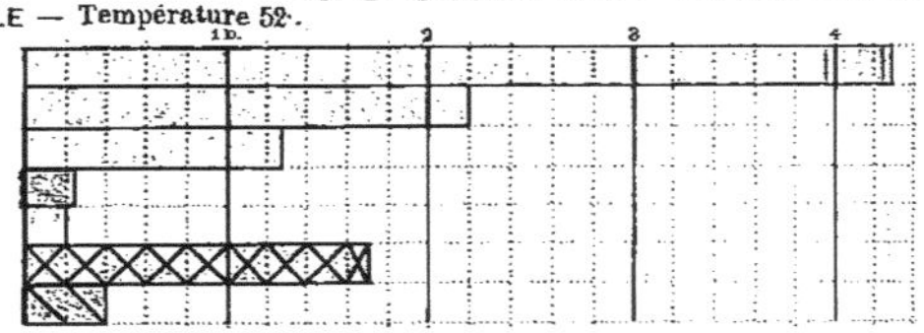

Acide carbonique libre 1/6 du volume

# BOURBONNE (Haute-Marne)

Température de 37° à 65°.5

Substances fixes.
Chlorure de sodium.
Chlorure de magnesium.
Sulfates.
Bromure de sodium.
Silicate de soude.
Protoxyde de fer.

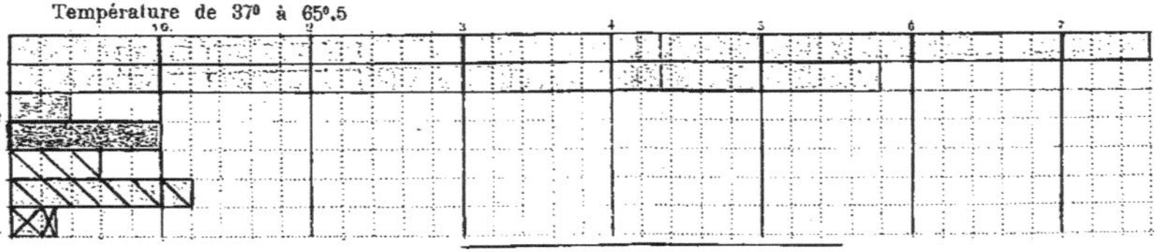

# LA MOTTE (Isère)

SOURCE DU PUITS. — Température 59°.

Substances fixes.
Chlorure de sodium.
Sulfates.
Crenate et carbon. de fer.

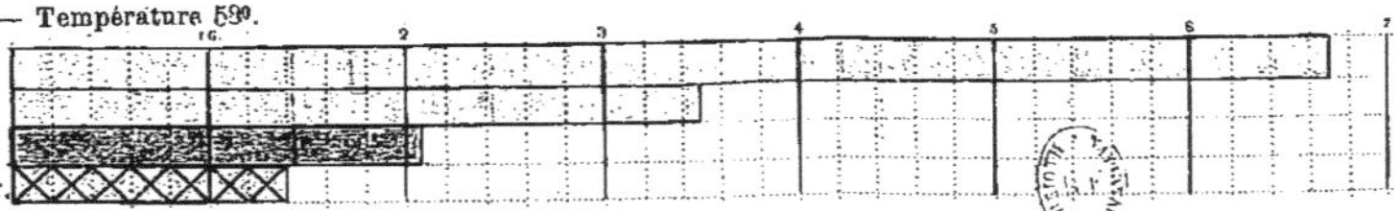

A. STORCK, ÉDITEUR

# MISEREY-BESANÇON (Doubs)

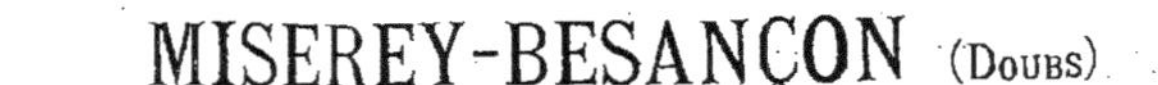

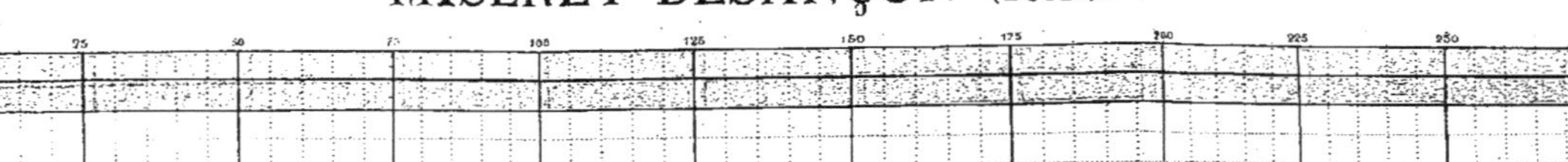


# SALIES-DE-BÉARN (Basses-Pyrénées)

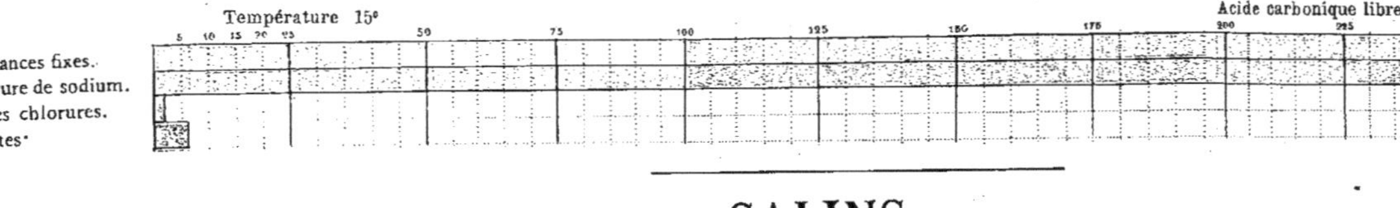


# SALINS (Jura)

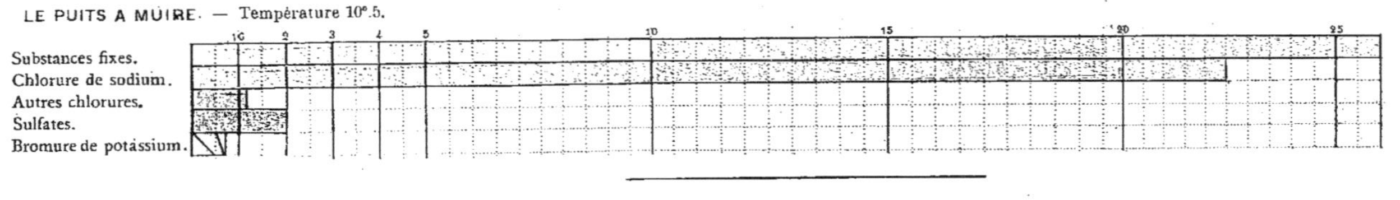


# SALINS MOUTIERS (Savoie)

Substances fixes.
Chlorure de sodium.
Sulfates.

# SANTENAY (Cote-d'Or)

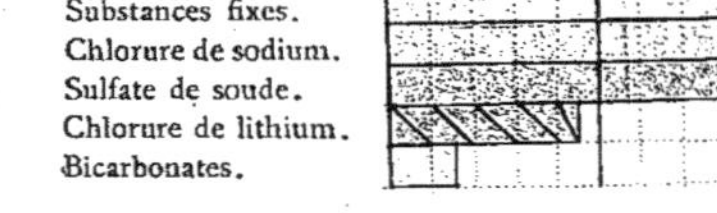


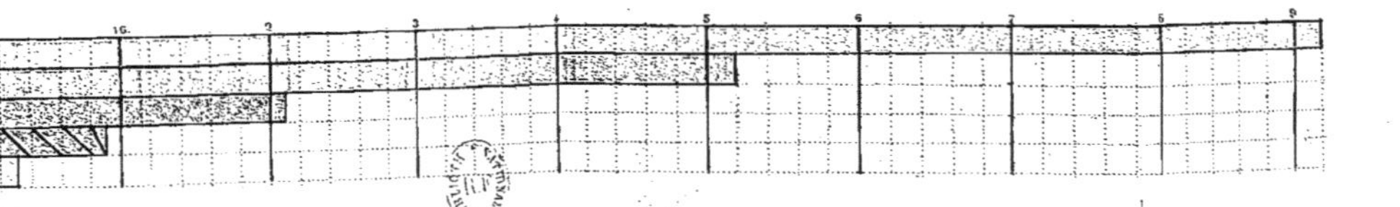

A. STORCK. ÉDITEUR

# TABLEAU COMPARATIF DE LA RICHESSE EN CHLORURE DE SODIUM DES PRINCIPALES SOURCES DE LA CLASSE DES CHLORURÉES SODIQUES

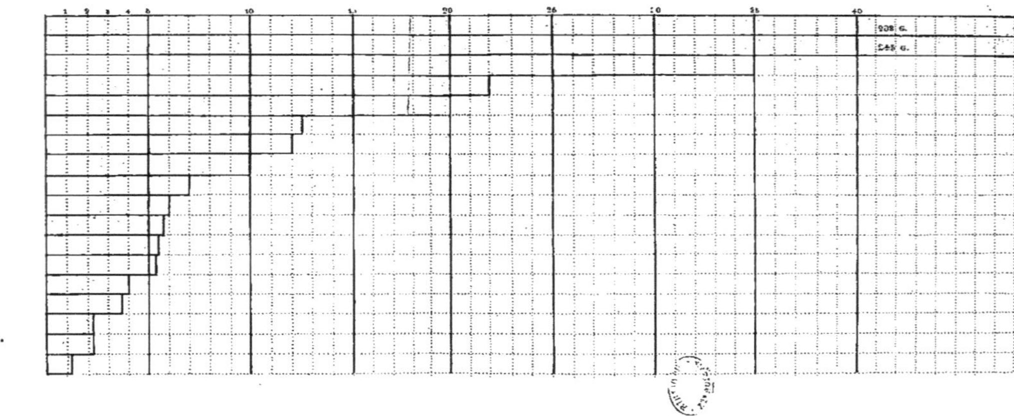


A. STORCK, ÉDITEUR

DÉPOSÉ

# GREOULX (Basses-Alpes)

SOURCE NOUVELLE. — Température 19°.

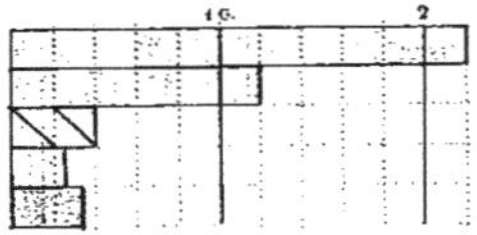

Azote 0.060
Acide sulfhydrique libre 0.020

SOURCE ANCIENNE. — Température 35°.

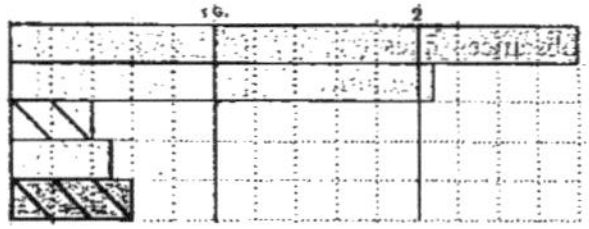

# TERCIS (Landes)

Température 37°,5.

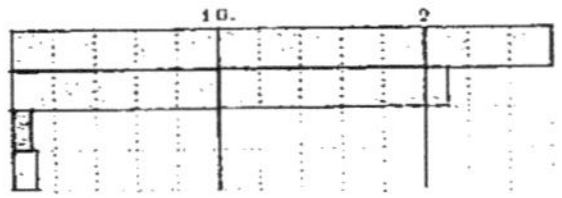

# URIAGE (Isère)

SOURCE PRINCIPALE. — Température 37°,5.

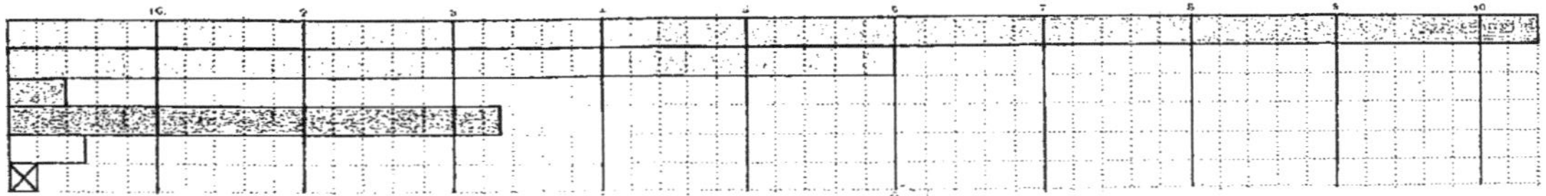

Azote 19$^{m}$.C
Acide carbonique libre 3.2
Acide sulfhydrique libre 7.3448

# LA BOURBOULE (Puy-de-Dome)

SOURCE PERRIÈRE. — Température 60°,1.

Substances fixes.
Chlorure de sodium.
Bicarbonates.
Sulfate de soude.
Arséniate de soude.
Peroxyde de fer.

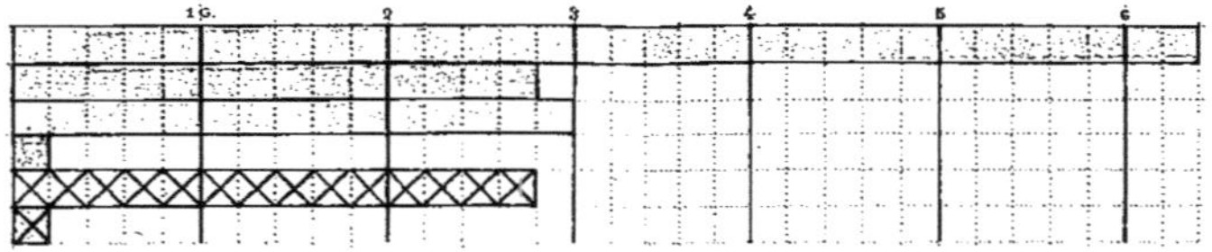

Acide carbonique libre 0.0518

SOURCE SEDAIGES. Température 59°,4.

Substances fixes.
Chlorure de sodium.
Bicarbonates.
Sulfate de soude.
Arséniate de soude.
Peroxyde de fer.

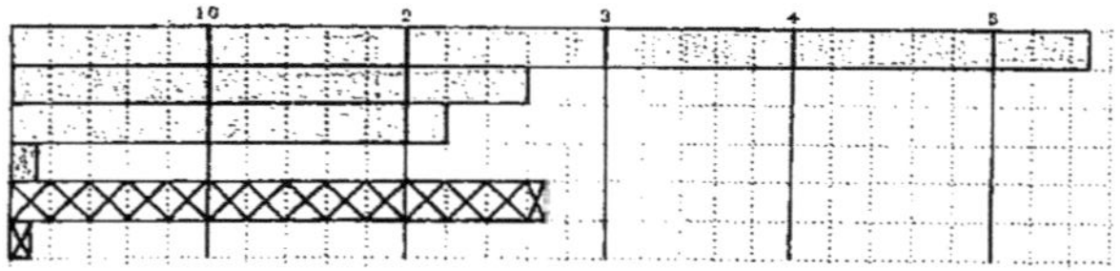

Acide carbonique libre 0.1662

SOURCE LA PLAGE. — Température 27°,6.

Substances fixes.
Chlorure de sodium.
Bicarbonates.
Sulfate de soude.
Arséniate de soude.

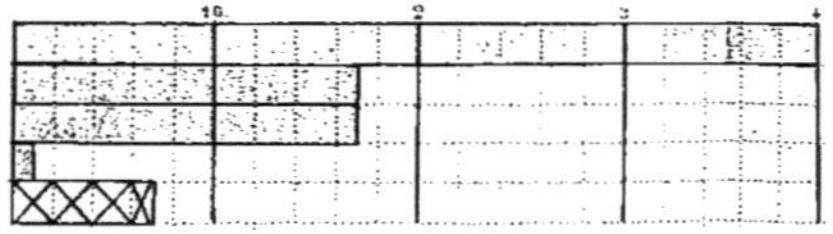

Acide carbonique libre 0.2660

A. STORCK, ÉDITEUR

DÉPOSÉ

Pl. XV

# SAINT-NECTAIRE (Puy-de-Dome)

SOURCE MONT CORNADORE — Température 41°.

Substances fixes.
Bicarbonate de soude et potasse
Bicarbonate de lithine
Bicarbonate ferreux
Chlorure de sodium.
Carbonate de soude.
Arséniate ferreux

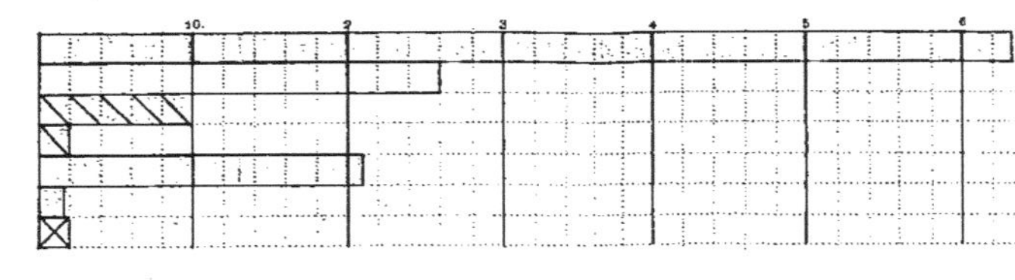


Acide carbonique libre 0.7083

SOURCE DU PARC. — Température 21°.3.

Substances fixes.
Bicarbonate de soude et potasse
Bicarbonate de lithine.
Bicarbonate ferreux
Chlorure de sodium.
Sulfate de soude.
Arséniate ferreux.

Acide carbonique libre 1.4034

SOURCE ROUGE. — Température 23°.1.

Substances fixes
Bicarbonate de soude et potasse
Bicarbonate de lithine.
Bicarbonate ferreux.
Chlorure de sodium.
Sulfate de soude.
Arséniate ferreux.

Acide carbonique libre 1.7042

A. STORCK, ÉDITEUR

# BRIDES (Savoie)

Température 34°,5.

Substances fixes.
Chlorure de sodium.
Sulfates.
Bicarbonates.

1G 2 3 4 5 6

Acide carbonique libre 0.1017

# ST-GERVAIS (Haute-Savoie)

SOURCE GONTARD. — Température 39°.

Substances fixes.
Chlorure de sodium.
Sulfates.
Sulfate de lithine.
Carbonates.
Bromure de sodium.

1G. 2 3 4 5

| | |
|---|---|
| Azote | 21cc,18 |
| Oxygène | 0.19 |
| Acide carbonique libre | 76.89 |

SOURCE DU TORRENT. — Température 29°.

Substances fixes.
Chlorure de sodium.
Sulfates.
Sulfate de lithine.
Carbonates.
Bromure de sodium.

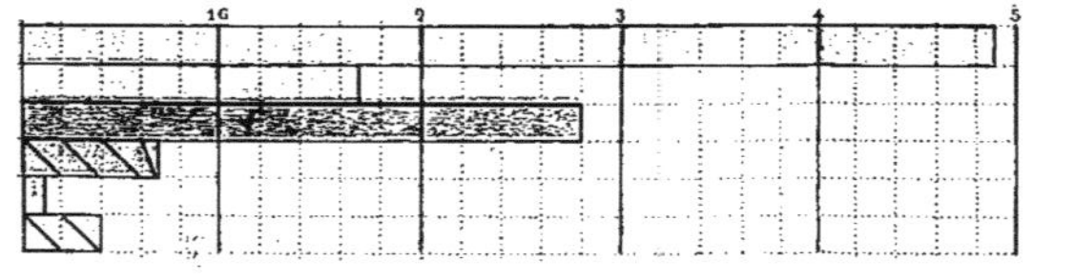


| | |
|---|---|
| Azote | 19cc.81 |
| Acide carbonique libre | 74.55 |
| Acide sulfhydrique | 3.04 |

A. STORCK, ÉDITEUR

Pl. XVII

# ANDABRE (Aveyron)

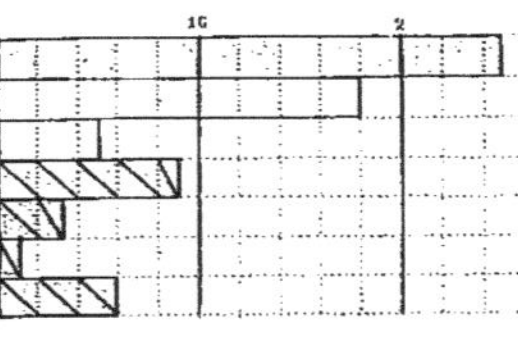


# LE BOULOU (Pyrénées-Orientales)

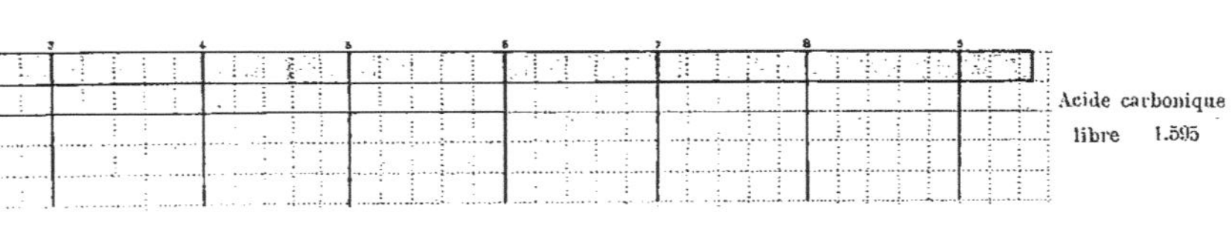


A. STORCK, ÉDITEUR

# CHATEAUNEUF (Puy-de-Dome)

SOURCE DU GRAND BAIN CHAUD.— Température 37°.

Substances fixes.
Bicarbonate de soude.
Autres bicarbonates.
Bicarbonate de fer.
Sulfate de soude.
Chlorure de sodium.

Acide carbonique libre 1.295

SOURCE DE LA CHAPELLE

Substances fixes.
Bicarbonate de soude.
Autres bicarbonates.
Bicarbonate de fer.
Sulfate de soude.
Chlorure de sodium
Chlorure de lithium.

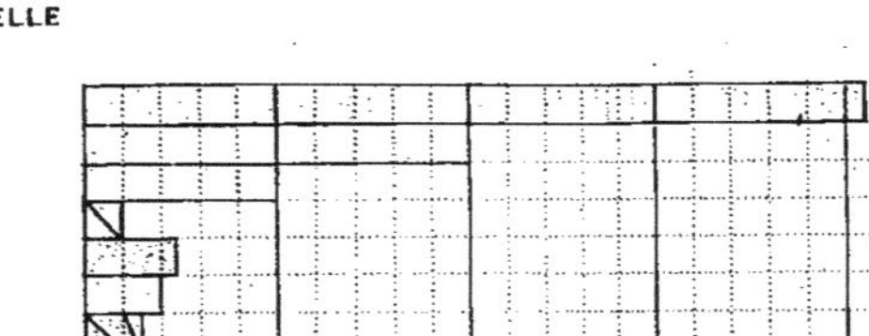

Acide carbonique libre 1.050

SOURCE DE SAINT CYR. — Température 12°

Substances fixes.
Bicarbonate de soude.
Autres bicarbonates.
Bicarbonate de fer.
Sulfate de soude.
Chlorure de sodium.
Chlorure de lithium.

Acide carbonique libre 1754

# SAIL-SOUS-COUZAN

Température 12°.

Substances fixes.
Bicarbonate de soude.
Autres bicarbonates.
Chlorure de sodium.
Bicarb. de protoxyde de fer.

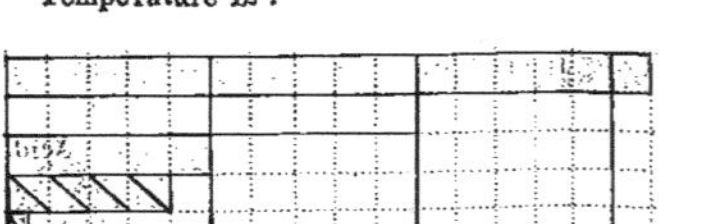

Acide carbonique libre 0.4317

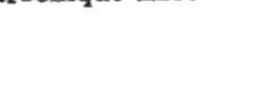

A. STORCK, ÉDITEUR

# TABLEAU COMPARATIF DE LA RICHESSE EN BICARBONATE DE SOUDE DES SOURGES DE VALS

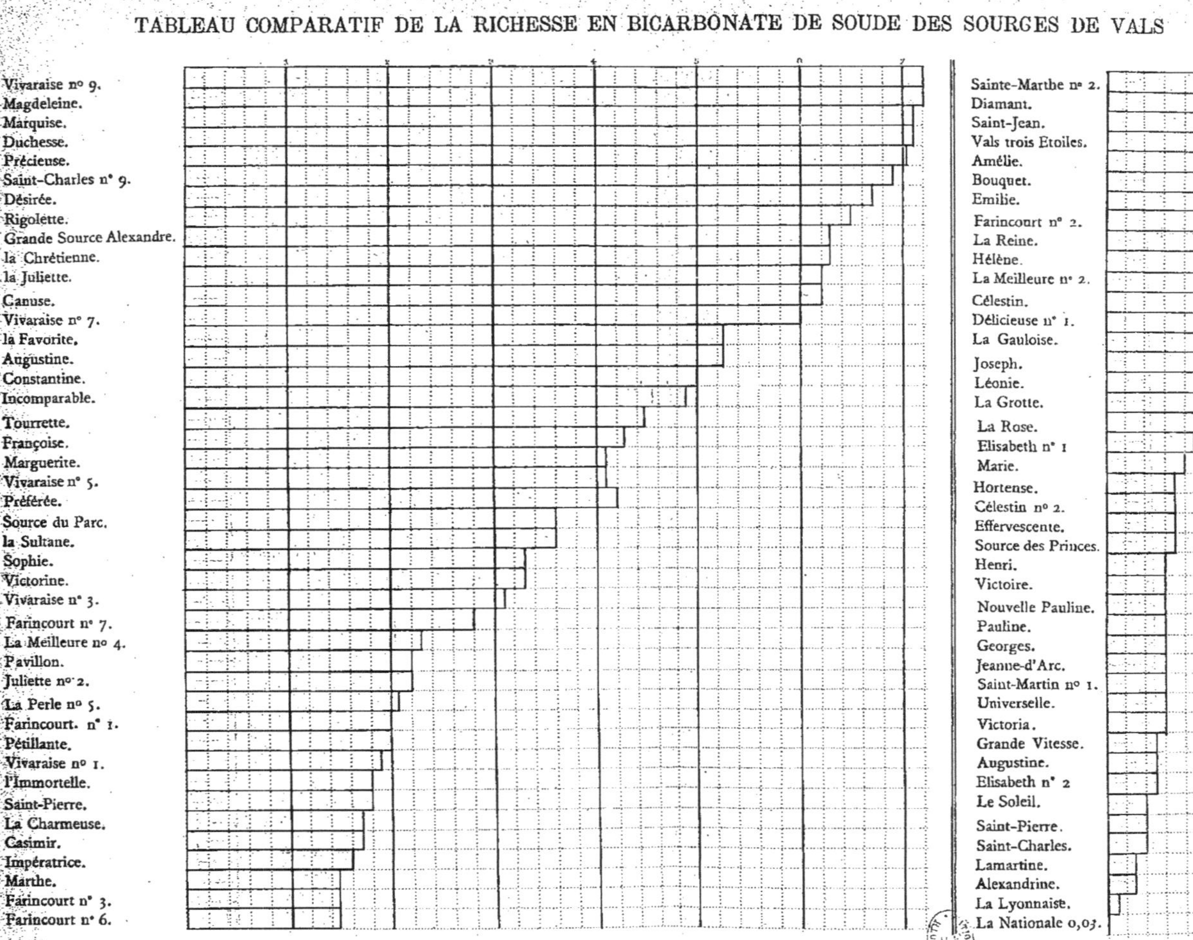

# VALS (Ardèche)

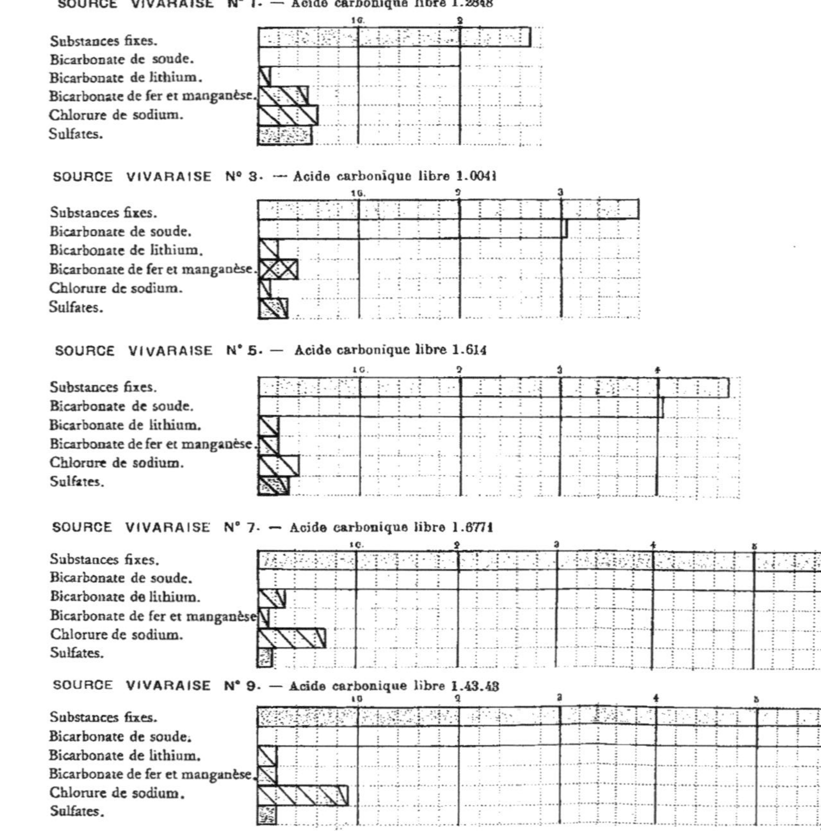


A. STORCK, ÉDITEUR

# VICHY (Allier)

**GRANDE GRILLE.** — Température 42°.50 Acide carbonique libre 0.908

1G. 2 3 4 5 6 7

Substances fixes.
Bicarbonate de soude.
Autres bicarbonates.
Chlorure de sodium.
Bicarbonate protoxyde de fer.
Arséniate de soude.

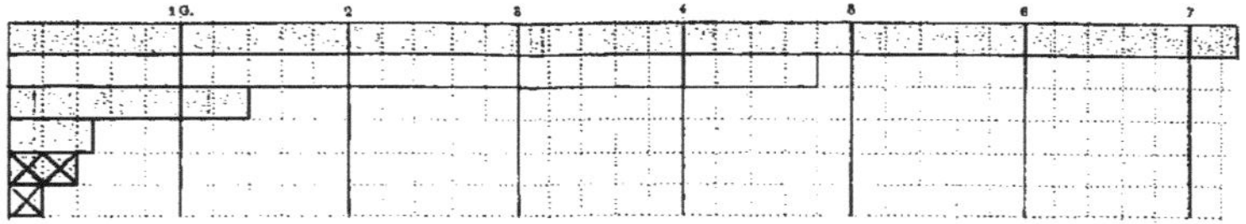

**SOURCE HOPITAL.** — Température 31°.7 Acide carbonique libre 1.067

1G 2 3 4 5 6 7

Substances fixes.
Bicarbonate de soude.
Autres bicarbonates.
Chlorure de sodium.
Bicarbonate protoxyde de fer.
Arséniate de soude.

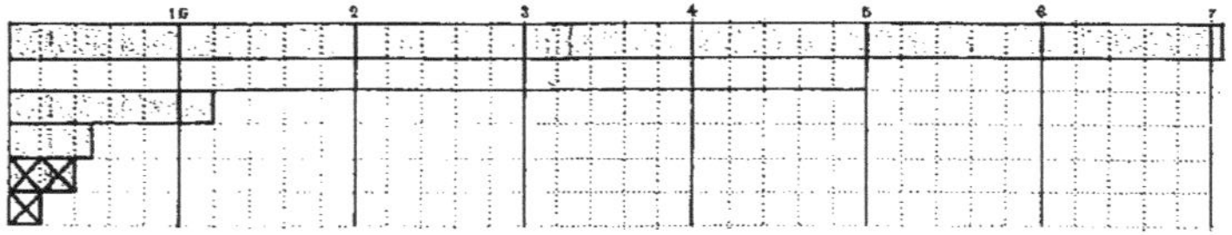

**SOURCE LARDY** — Température 23°.9 Acide carbonique libre 1.750

1G. 2 3 4 5 6 7

Substances fixes.
Bicarbonate de soude.
Autres bicarbonates.
Chlorure de sodium.
Bicarbonate protoxyde de fer.
Arséniate de soude.

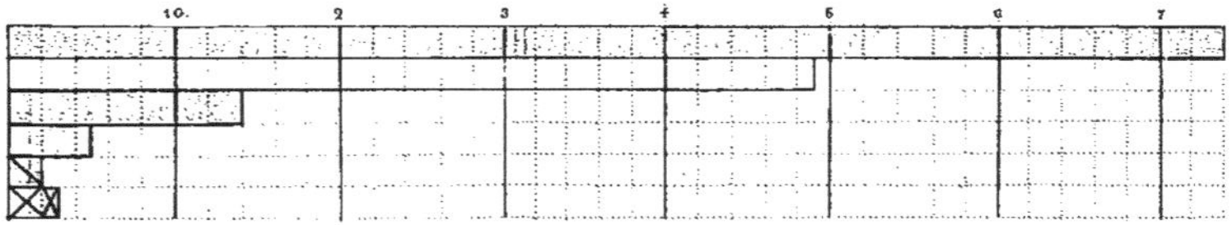

**SOURCE MESDAMES.** — Température 17°. Acide carbonique libre 1.908

1G. 2 3 4 5 6

Substances fixes.
Bicarbonate de soude
Autres bicarbonates.
Chlorure de sodium.
Bicarbonate protoxyde de fer.
Arséniate de soude.

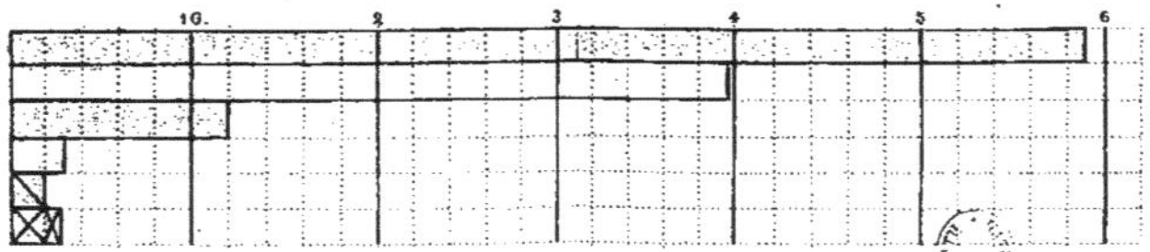

A. STORCK, ÉDITEUR

# VICHY (Allier)

(suite)

**HAUTERIVE.** — Température 15°,5.

Substances fixes.
Bicarbonate de soude.
Autres bicarbonates.
Chlorure de sodium.
Bicarb. de protoxyde de fer
Arséniate de soude.

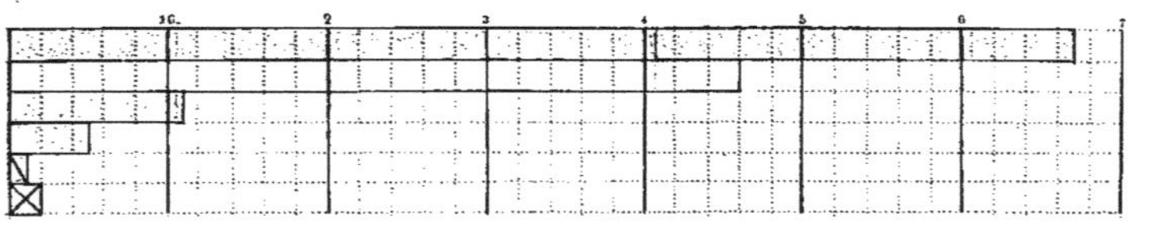


Acide carbonique libre 2.183

**CÉLESTINS** (Anciennes). — Température 12°,3.

Substances fixes.
Bicarbonate de soude.
Autres bicarbonates.
Chlorure de sodium.
Bicarb. de protoxyde de fer.
Arséniate de soude.

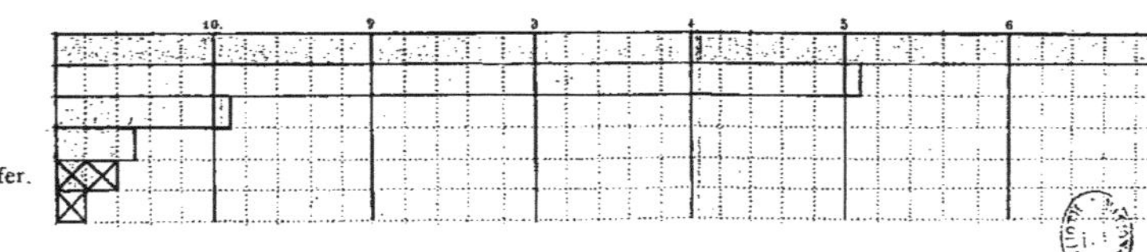


Acide carbonique libre 1.049

# TABLEAU COMPARATIF DE LA RICHESSE EN BICARBONATE DE SOUDE DES SOURCES DU BASSIN DE VICHY

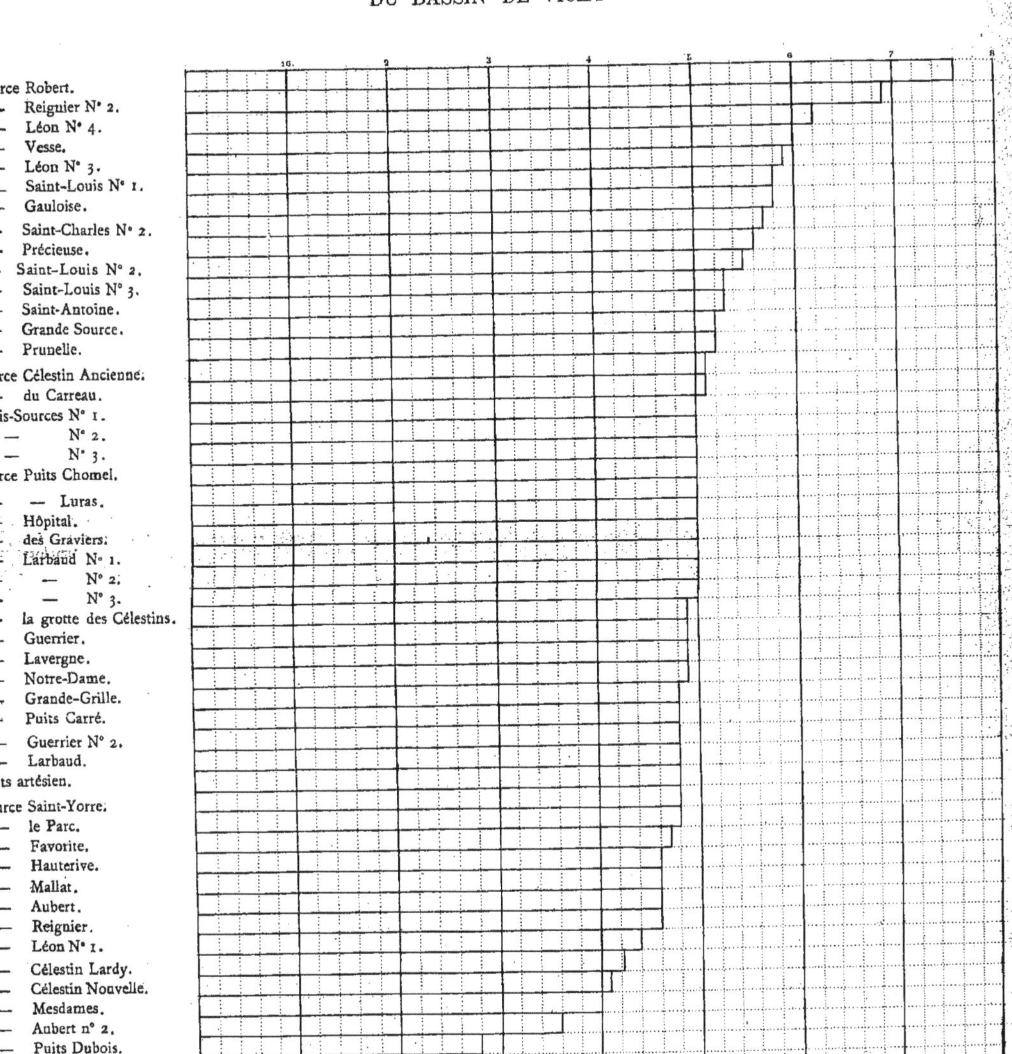




A. STORCK, ÉDITEUR

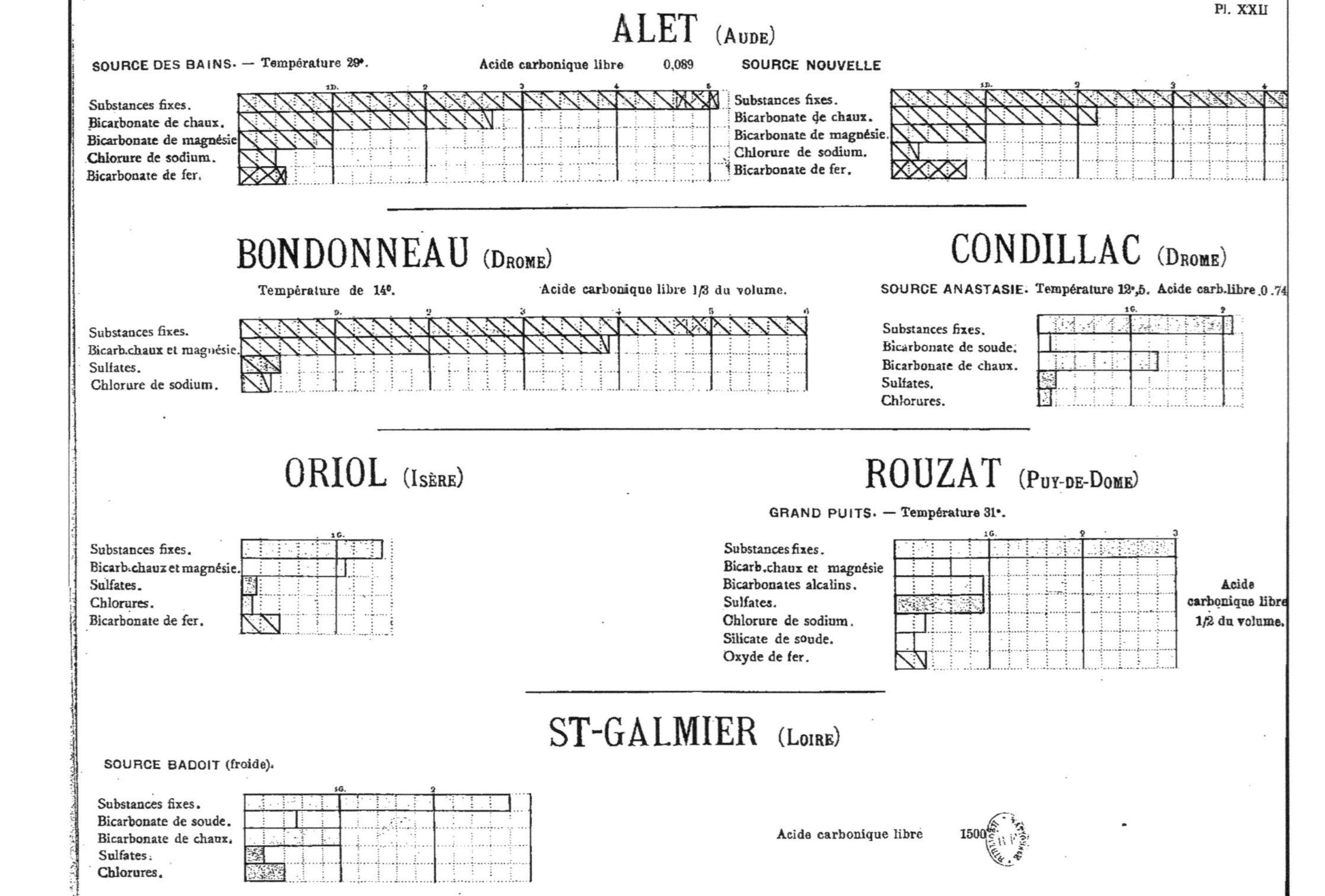


A. STORCK, ÉDITEUR

# CELLES (Ardèche)

PUITS ARTÉSIEN. — Température 25°.

Substances fixes.
Carbonates alcalins.
Carbonate de chaux.
Sulfates.
Chlorures.
Oxyde de fer.

Acide carbonique libre 1.208

BONNE FONTAINE. — Température 15°.

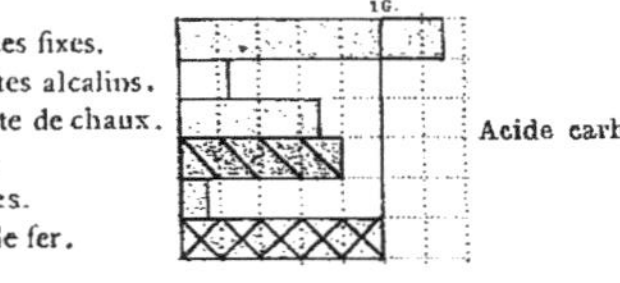

Substances fixes.
Carbonates alcalins.
Carbonate de chaux.
Sulfates.
Chlorures.
Oxyde de fer.

Acide carbonique libre 0.578

# LAMALOU (Hérault)

LAMALOU-LE-BAS (source chaude). — Température 46°.

Substances fixes.
Carbonate de chaux
Carbonates alcalins.
Sulfates.
Carbonates ferreux.

Acide carbonique libre 0.6391

LAMALOU-LE-CENTRE. — SOURCE CAPUS. Température 21°,44.

Substances fixes.
Carbonate de chaux
Carbonate alcalins.
Sulfates.
Carbonates.

Acide carbonique libre 0.7915

LAMALOU-LE-HAUT. — SOURCE PETIT VICHY. Température 16°,5.

Substances fixes.
Carbonate de chaux.
Carbonates alcalins.
Sulfates.
Carbonates ferreux.

Acide carbonique libre 1.6086

# POUGUES (Nièvre)

SOURCE ST-LÉGER. — Température 12°.

Substances fixes.
Bicarbonates alcalins.
Bicarbonate de chaux
Chlorure de sodium.
Sulfate de soude.
Bicarbonate de fer.

Acide carbonique libre 2,1178

# ST-ALBAN (Loire)

PUITS DE CÉSAR — Température 17°.2.

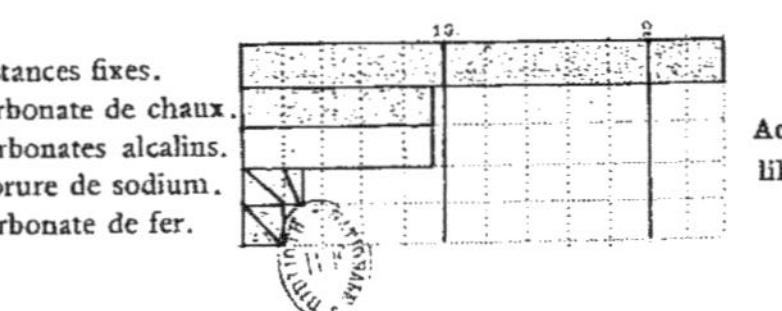

Substances fixes.
Bicarbonate de chaux.
Bicarbonates alcalins.
Chlorure de sodium.
Bicarbonate de fer.

Acide carbonique libre 1.9499

A. STORCK, ÉDITEUR

# BUSSANG (Vosges)

SOURCE DE LA SALMADE. — **Froide.**

Substances fixes.
Bicarbonate de soude.
Autres bicarbonates.
Bicarbonate fer et manganèse
Sulfates.
Chlorure de sodium.

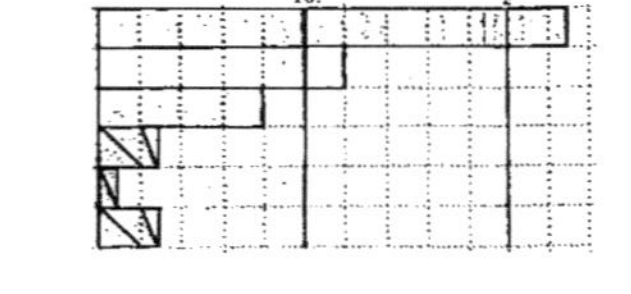


**Acide carbonique libre** 1.4760

# CHATELDON (Puy-de-Dome)

Froide.

Substances fixes.
Bicarbonate de chaux.
Autres bicarbonates.
Bicarb. de protoxyde de fer

**Acide carbonique libre** 1165cc.

# RENAISON (Loire)

Froide.

Substances fixes.
Bicarbonate de soude.
Bicarbonate de chaux.
Sulfates.
Chlorures.

A. STORCK, ÉDITEUR

# ROYAT (Puy-de-Dome)

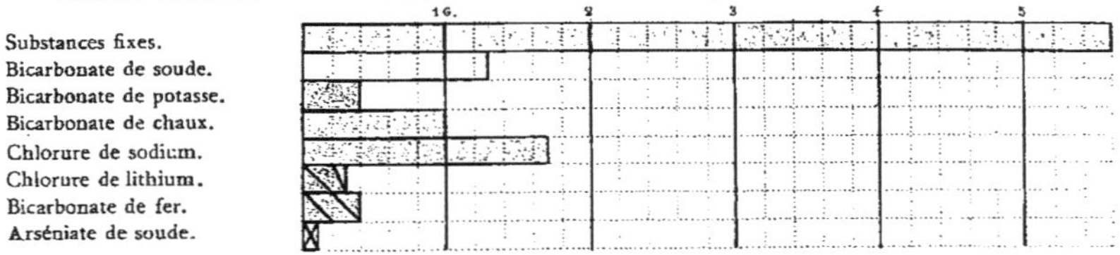

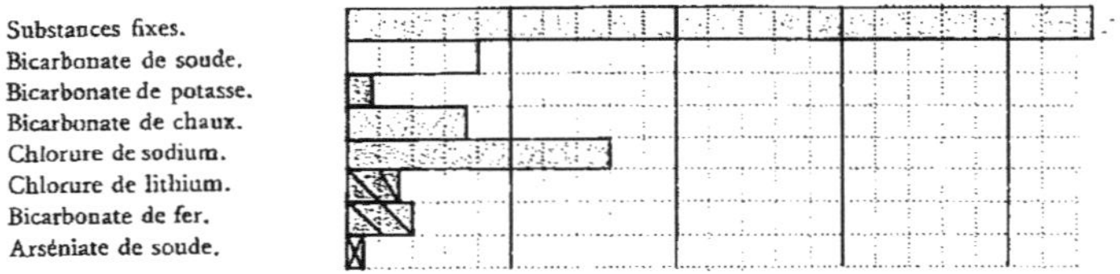

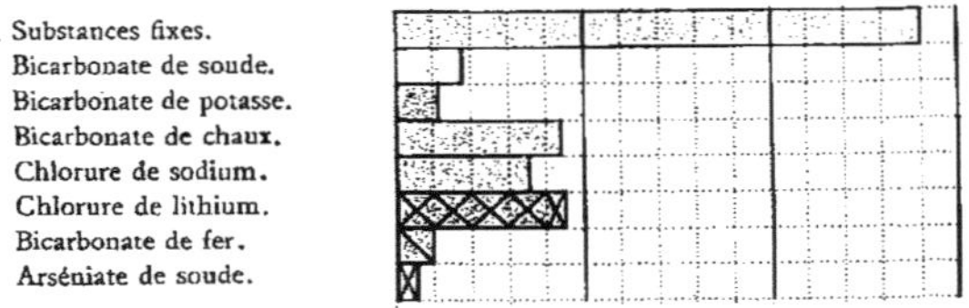

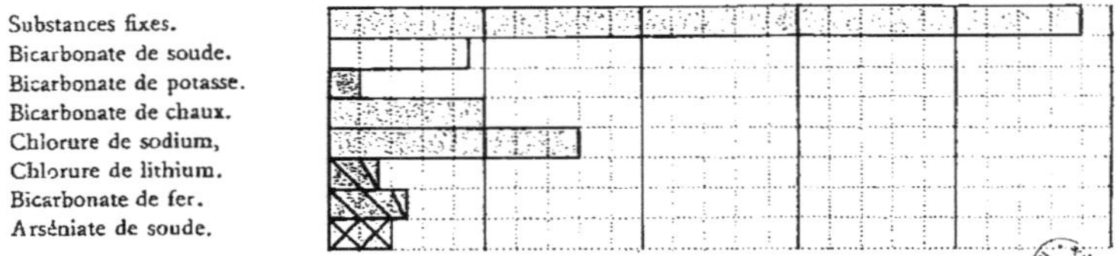

# CHATEL-GUYON (Puy-de-Dome)

SOURCE GUBLER

Substances fixes.
Bicarbonate de chaux.
Bicarbonates alcalins.
Chlorure de sodium.
Chlorure de magnésium.
Bicarbonate ferreux.
» de lithine.

Acide carbonique libre 1.1120

# ST-MAURICE-VIC-LE-COMTE

(Puy-de-Dome)

SOURCE STE-MARGUERITE. — Température 20°.

Substances fixes.
Bicarbonate de soude.
Bicarbonate de potasse.
Bicarbonate de chaux.
Chlorure de sodium.
Bicarbonate protoxyde de fer.

Acide carbonique libre 0.5704

# VIC-SUR-CERE (Cantal)

Température 12°

Substances fixes.
Bicarbonate de soude.
Bicarbonate de potasse.
Bicarbonate de chaux.
Chlorure de sodium.
Sulfate de soude.
Bicarbonate de fer.
Arséniate de soude.

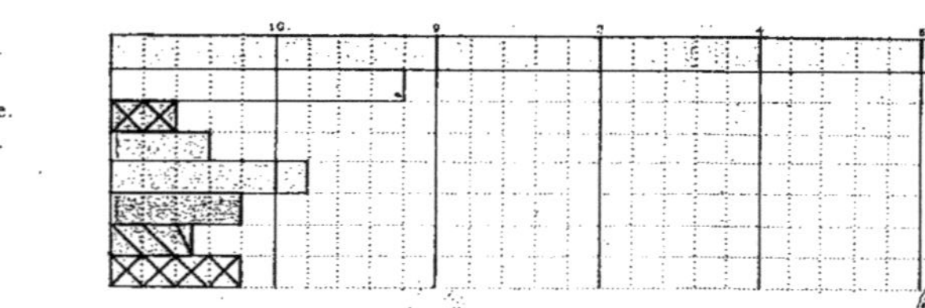

Acide carbonique libre 766cc

A. STORCK, ÉDITEUR

# CONTREXÉVILLE (VOSGES)

SOURCE LA SOUVERAINE. – Température 11°.5

Substances fixes.
Bicarbonates.
Sulfates.
Chlorures.

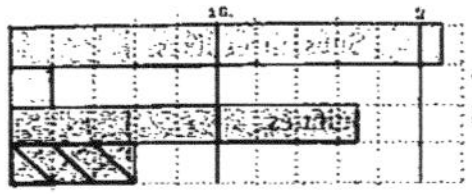

Acide carb libre 0.200

SOURCE DU PAVILLON. – Température 11°5

Substances fixes
Bicarbonates.
Sulfates.
Chlorures.

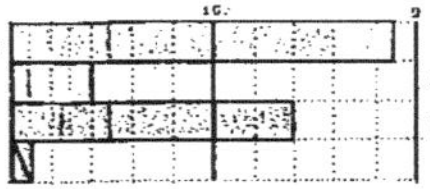

Acide carb. libre 0.080

SOURCE LECLER

Substances fixes.
Bicarbonates.
Sulfates.
Chlorures.

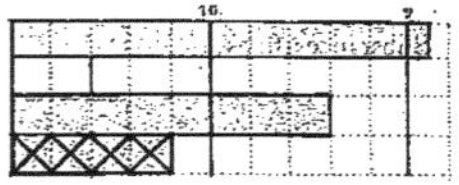

# HEUCHELOUP (VOSGES)

Substances fixes.
Sulfate de chaux.
Sulfate de magnésie.
Carbonate de chaux.
Chlorure de sodium.

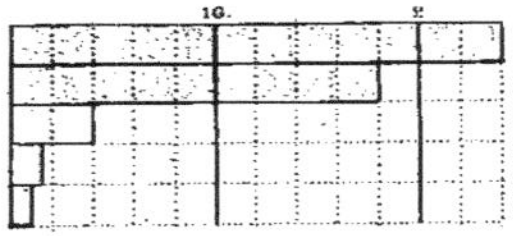

# SERMAIZE (MARNE)

Substances fixes.
Sulfates.
Bicarbonates.
Chlorures.
Oxyde de fer crénaté.

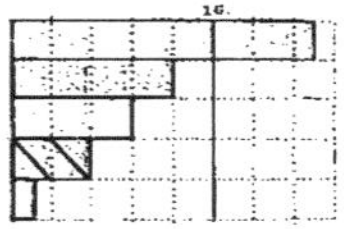

# MARTIGNY (VOSGES)

SOURCE N° 1. – Température 12°.

Substances fixes.
Bicarbonates.
Bicarbonate de lithine.
Sulfate.
Chlorures.

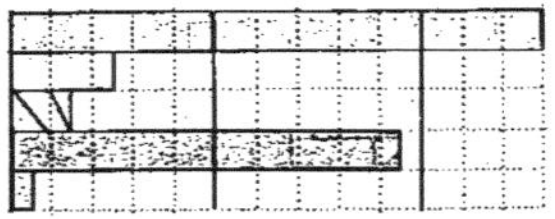

SOURCE SAVONNEUSE

Substances fixes.
Bicarbonates.
Sulfates.
Chlorures.

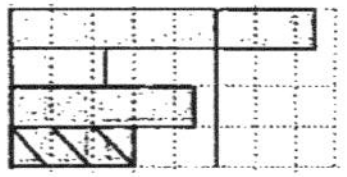

# VITTEL (VOSGES)

GRANDE SOURCE. – Température 15°.

Substances fixes.
Carbonates.
Sulfates.
Chlorure de magnésium.
Silicates.

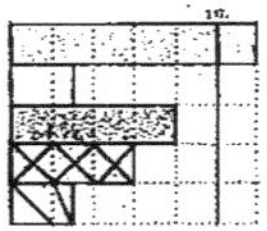

Acide carbonique libre 0,0658

SOURCE MARIE. – Température 15°

Substances fixes.
Carbonates.
Sulfates.
Chlorure de magnésium.
Silicates.

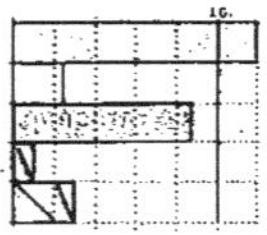

Acide carbonique libre 0.2338

SOURCE DES DEMOISELLES. – Température 11°.5

Substances fixes.
Carbonates.
Sulfates.
Chlorure de magnésium.
Silicates.

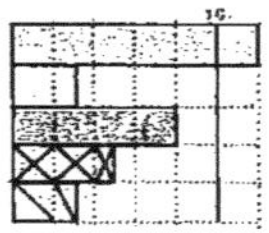

Acide carbonique libre 0.0902

SOURCE SALÉE – Température 11°.5

Substances fixes.
Carbonates.
Sulfates.
Chlorure de sodium.
Silicates.

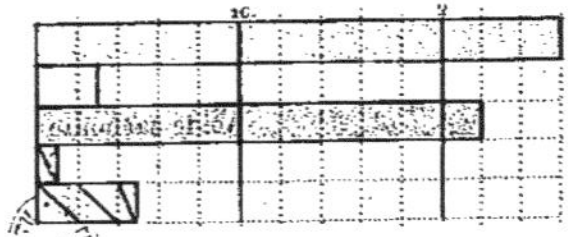

A. STORCK. ÉDITEUR

# YDES (Cantal)

**SOURCE ST-GEORGES** Acide carbonique libre 0,442

Substances fixes.
Sulfate de soude anhydre.
Chlorure de sodium.
Bicarbonates.
Bicarbonate protoxyde de fer.
Arséniate de soude.

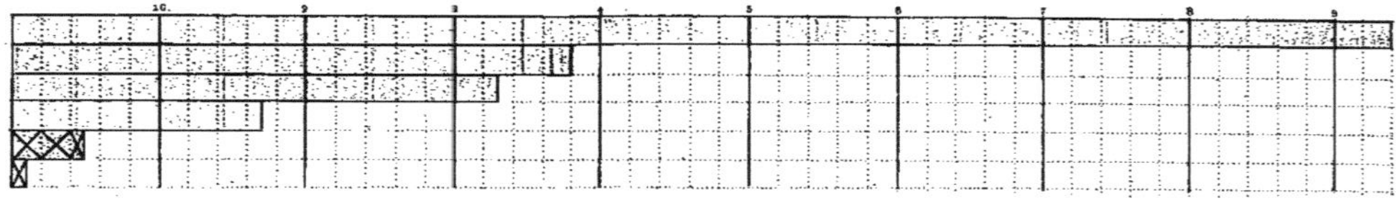

**SOURCE SAINT-MARTIN** Acide carbonique libre 0,2650

Substances fixes.
Sulfate de soude anhydre.
Chlorure de sodium.
Bicarbonates.
Bicarbonate protoxyde de fer.
Arséniate de soude.

---

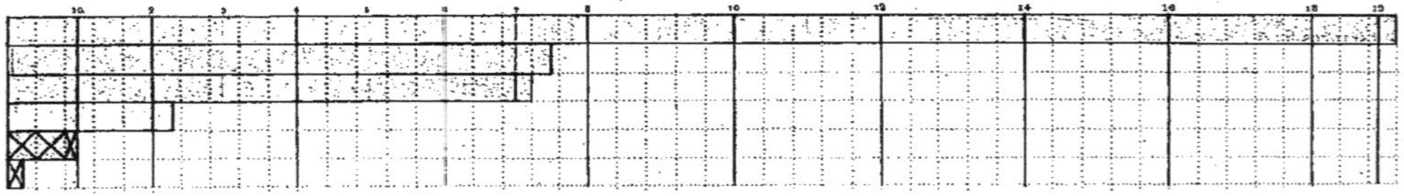

# MONTMIRAIL (Vaucluse)

Substances fixes.
Sulfate de magnésie.
Sulfate de soude.
Sulfate de chaux
Chlorures.

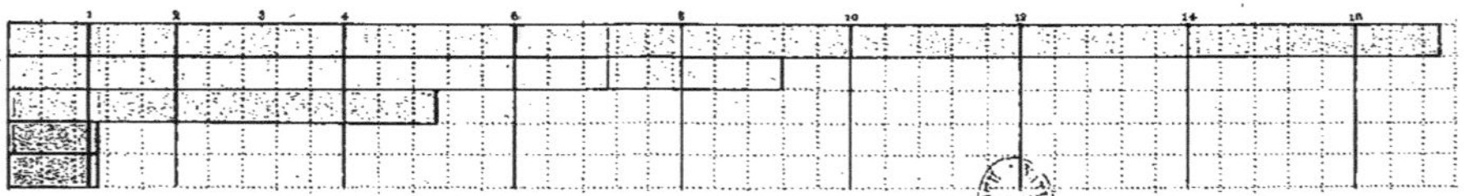

A. STORCK, ÉDITEUR

# MIERS (Lot)

Substances fixes.
Sulfate de soude.
Sulfate de chaux.
Bicarbonates.
Chlorures.
Oxyde de fer.

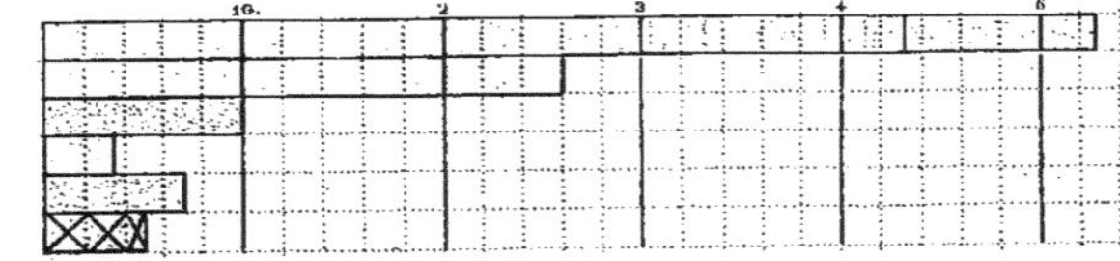


# AUDINAC (Ariège)

SOURCE DES BAINS. — Température 22°

Substances fixes.
Sulfate de chaux.
Sulfate de magnésie.
Carbonates.
Silicate de soude.

SOURCE LOUISE. — Température 22°

Substances fixes.
Sulfate de chaux.
Sulfate de magnésie.
Carbonates.
Silicate de soude.

# AULUS (Ariège)

SOURCE DE BACQUE. — Température 18° Acide carbonique libre 0.1982

Substances fixes.
Sulfate de chaux.
Autres sulfates.
Bicarbonates.
Chlorure

SOURCE D'ARMAGNAC. — Temp. 20° Acide carbonique litre 0.1166

Substances fixes.
Sulfate de chaux.
Autres sulfates.
Bicarbonates.
Chlorures.

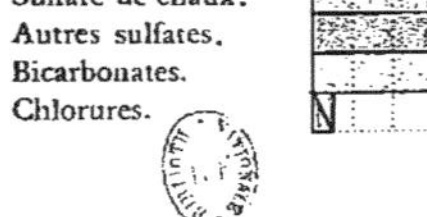

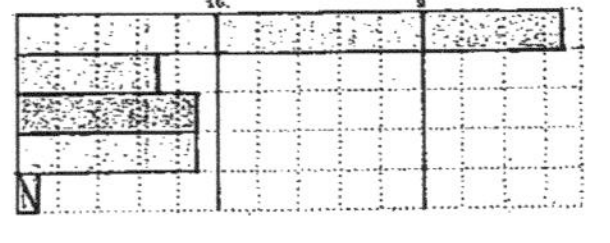

A. STORCK, ÉDITEUR

DÉPOSÉ

# BAGNÈRES DE BIGORRE (Hautes-Pyrénées)

SOURCE LA REINE. — Température de 46°.2

Substances fixes.
Sulfate de chaux.
Autres sulfates.
Carbonates.
Chlorures.
Carbonate de fer.

SOURCE LASSERRE

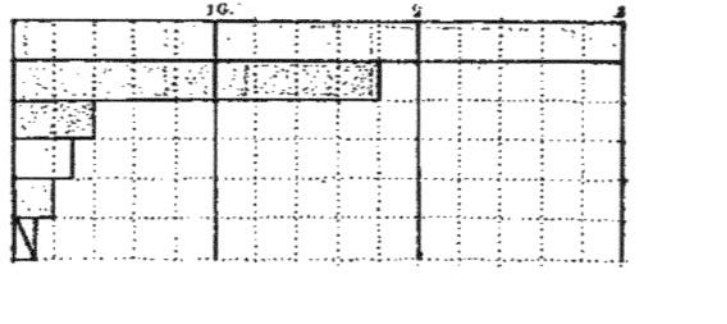


SOURCE LE FOULON. — Température 36°8.

Substances fixes.
Sulfate de chaux.
Autres sulfates.
Carbonates.
Chlorures.

SOURCE GRAND PRÉ. — Température 37°.1

Substances fixes.
Sulfate de chaux.
Autres sulfates.
Carbonates.
Chlorures.
Carbonate de fer.

# CAPVERN (Hautes-Pyrénées)

SOURCE BOURRIDÉ. — Température 22°.

Substances fixes.
Sulfate de chaux.
Sulfate de magnésie.
Carbonate de chaux.

# CRANSAC (Aveyron)

SOURCE BASSE RICHARD. — Température 15°

Substances fixes.
Sulfate de chaux.
» de magnésie.
» d'alumine.

# ENCAUSSE (Haute-Garonne)

SOURCE D'ARGAT. — Température 22°.

Substances fixes.
Sulfate de chaux.
Autres sulfates.
Bicarbonates.
Chlorure de sodium.

Acide carbonique libre 5cc

# ST-AMAND (Nord)

Température 23°

Substances fixes.
Sulfate de chaux.
Autres sulfates.
Carbonates.
Chlorures.

A. STORCK, ÉDITEUR

Pl. XXXI

# AIX (Bouches-du-Rhone)

SOURCE DE SEXTIUS. — Température 35°.

Substances fixes.
Carbonates.
Chlorures.
Sulfates.

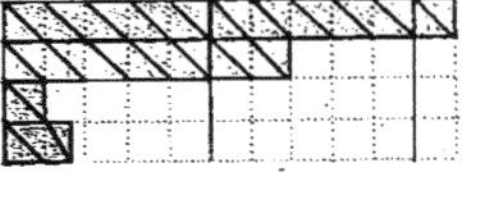

SOURCE DU BARRAT. — Température 21°.

Substances fixes.
Carbonates.
Chlorures.
Sulfates.

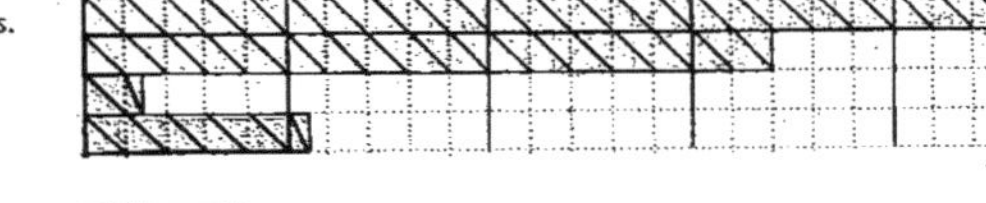

# BAINS (Vosges)

SOURCE SAVONNEUSE. — Température 37°.

Substances fixes.
Sulfate de soude.
Chlorure de sodium.
Carbonate de chaux.

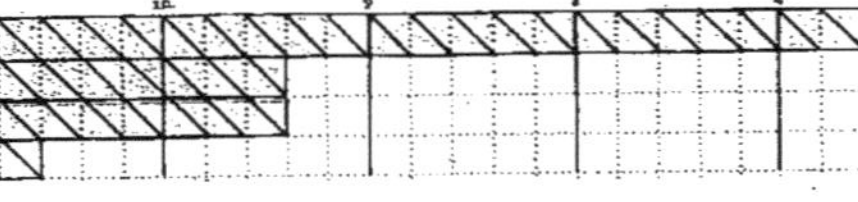

# CHAUDESAIGUES (Cantal)

SOURCE DU PARC. — Température 82°.

Substances fixes.
Carbonates.
Sulfates.
Chlorure de sodium.

# DAX (Landes)

SOURCE DU BASTION. — Température 60°.

Substances fixes.
Sulfates.
Chlorure de sodium.
Carbonate

# LUXEUIL (Haute-Saone)

SOURCE GRANDS BAINS. — Température 51°—69°.

Substances fixes.
Carbonates.
Chlorures.
Sulfate de soude.

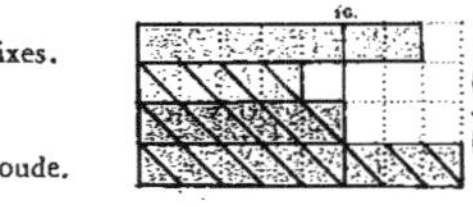

Acide carbonique libre 4cc.80
Oxygène 0.54
Azote 14.05

SOURCE DES CUVETTES. — Température 44°.

Substances fixes.
Carbonates.
Chlorures.
Sulfate de soude.

Acide carbonique libre 5cc,10
Oxygène 1,70
Azote 15cc,31

A. STORCK, ÉDITEUR

# NERIS (Allier)

PUITS DE CÉSAR — Température 52°.

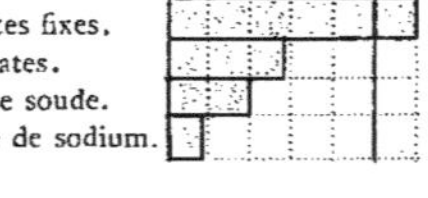


| | | |
|---|---|---|
| { | Azote | 80.55 |
| | Oxygène | 18.64 |
| | Acide carbonique | 0.81 |
| | | 100.00 |

# PLOMBIERES (Vosges)

SOURCE DES DAMES. — Température 52°.

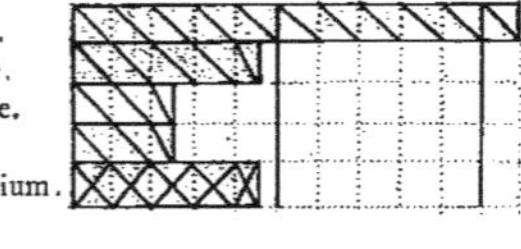


Acide carbonique libre 0.01267

SOURCE SAVONNEUSE. — Température 12°—50°.

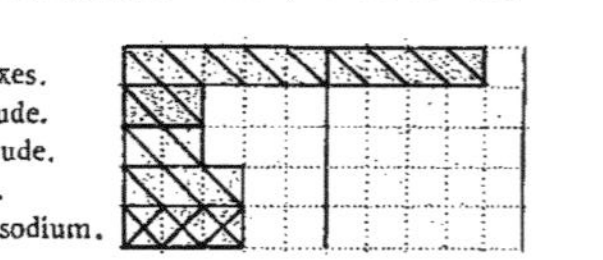


# SAIL-LES-BAINS (Loire)

SOURCE DUHAMEL. — Température 34°.

Substances fixes.
Silicates.
Bicarbonates.
Chlorures.
Sulfates.

SOURCE SULFUREUSE. — Température de 23°.

Acide sulfhydrique 0gr.612

Substances fixes.
Silicates.
Bicarbonates.
Chlorures.
Sulfates.

# ST-LAURENT (Ardèche)

Substances fixes.
Carbonate de soude.
Sulfate de soude.
Chlorure de sodium.

# USSAT (Ariège)

Température 30-40°

Substances fixes.
Carbonates.
Sulfates.
Chlorure de magnésium.

A. STORCK, ÉDITEUR

DÉPOSÉ

Pl. XXXIII

# AVESNE (Hérault)

Température 27°

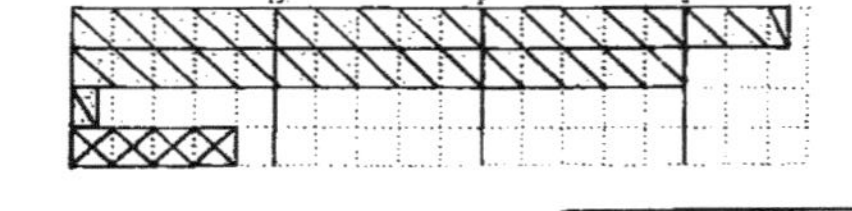


# BAGNOLES (Orne)

Température 12°.4—26°

Substances fixes.
Chlorure de sodium.
Phosphate de chaux.
Silicate de lithine.

# EVAUX (Creuse)

PUITS DE CÉSAR. — Température 57°.

Substances fixes.
Sulfates.
Chlorures.
Bicarbonates.

SOURCE DU GRAND CARRÉ. — Température 40°.

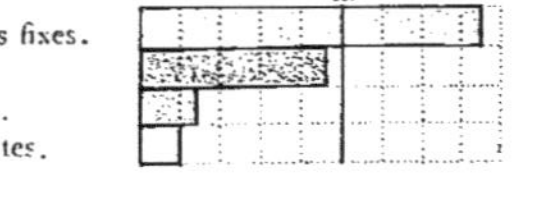


# EVIAN (Haute-Savoie)

SOURCE BONNEVIE — Acide carbonique libre 0.03072

Substances fixes.
Bicarbonates.
Chlorure de sodium.
Bicarbonate de fer.

SOURCE CACHAT — Acide carbonique libre 0.03538

Substances fixes.
Bicarbonates.
Chlorure de sodium.
Bicarbonate de fer.

A. STORCK, ÉDITEUR

# MONT-DORE (Puy-de-Dome)

SOURCE BERTRAND. — Température 45°.

Bicarbonates.
Substances fixes.
Bicarbonates
Chlorure de sodium.
Arséniate de soude.

| | |
|---|---|
| Acide carbonique libre | 0,3522 |
| Oxygène | 0cc,65 |
| Azote | 8 ,64 |
| Débit en 24 heures = | 24.480 litres |

SOURCE PAVILLON. — Température 44°

Substances fixes.
Bicarbonates.
Bicarbonate de fer.
Chlorure de sodium
Arséniate de soude.

| | |
|---|---|
| Acide carbonique libre | 0cc,038 |
| Oxygène | 0 .77 |
| Azote | 10 .45 |
| Débit en 24 heures = | 54.720 litres |

SOURCE CÉSAR. — Température 43°.1

Substances fixes.
Bicarbonates.
Bicarbonate de fer.
Chlorure de sodium.
Arséniate de soude.

| | |
|---|---|
| Acide carbonique libre | 0cc.5967 |
| Oxygène | 0 .98 |
| Azote | 9 .25 |
| Débit en 24 heures = | 120.960 litres |

# ST-CHRISTAU (Basses-Pyrénées)

SOURCE DES ARCEAUX — Température 13°.5

Substances fixes.
Carbonates.
Chlorure de sodium.
Sulfates.

| | |
|---|---|
| Acide carbonique libre | 0,2708 |
| Azote | 24,60 |
| Oxygène | 7,40 |
| Débit en 24 heures = | 1.152.000 litres |

SOURCE DE LA ROTONDE. — Température 13°5

Substances fixes.
Carbonates.
Chlorure de sodium.
Sulfates.

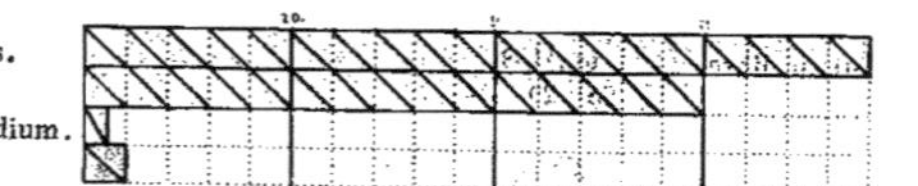

| | |
|---|---|
| Acide carbonique libre | 0cc.4138 |
| Azote | 25 .20 |
| Oxygène | 8 .10 |
| Débit en 24 heures = | 288.000 litres |

A. STORCK, ÉDITEUR

# LA BAUCHE (Savoie)

Température 12°.

Substances fixes.
Bicarbonate protoxyde de fer.
Crénate protoxyde de fer.
Bicarbonates.

Acide carbonique libre 0,035

# FORGES (Seine-Inférieure)

Froide

Substances fixes.
Protoxyde de fer crénate.
Bicarbonate de magnésie.

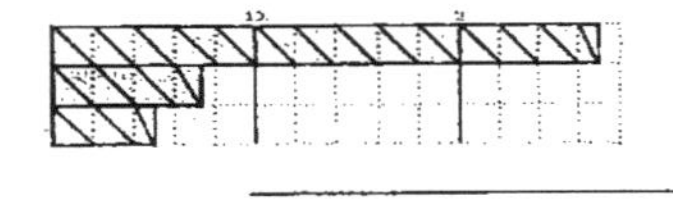

Acide carbonique libre 0.225

# NEYRAC (Ardèche)

Température 15°

Substances fixes.
Bicarbonate protoxyde de fer.
Bicarbonates.

Acide carbonique libre 1.813

# OREZZA (Corse)

Température 11°.

Acide carbonique libre ou non 1248cc

Substances fixes.
Carbonate de fer
Carbonates.

# ST-CHRISTOPHE (Saone-et-Loire)

Froide

Acide carbonique libre 1/2 du volume.

Substances fixes.
Oxyde de fer carb. et crénate.
Bicarbonate de chaux.
Sulfate de chaux.
Chlorure de sodium.

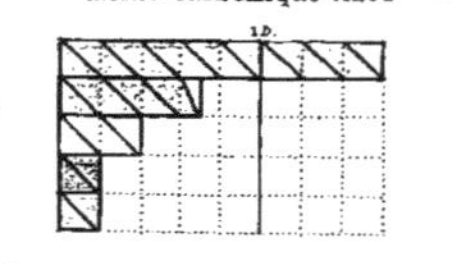

# RENLAIGUES (Puy-de-Dome)

Température 14° Acide carbonique libre 8.352

Substances fixes.
Bicarbonate de fer.
Bicarbonates.
Chlorures.

A. STORCK, ÉDITEUR

# RÉGION DES PYRÉNÉES

## DÉPARTEMENT DES BASSES-PYRÉNÉES

**CAMBO** ............... — Eaux sulfurées calciques.
**EAUX-BONNES**...... — Eaux sulfurées sodiques.
**EAUX-CHAUDES**.... — Eaux sulfurées sodiques.
**SALIES-DE-BÉARN.** — Eaux chlorurées sodiques.
**SAINT-CHRISTAU**... — Eaux faiblement minéralisées.

### CAMBO (Basses-Pyrénées)

Altitude 62 mètres.

Une source sulfurée calcique à 22°.

Une source ferrugineuse à 15°5.

Ces eaux s'emploient en boisson, bains, douches.

*Indications.* — Affections catarrhales des muqueuses surtout des voies aériennes, la phtisie au premier et deuxième degrés. Les engorgements des viscères abdominaux. Les affections de la peau à forme humide.

L'anémie et la chlorose se traitent avec succès à la source ferrugineuse.

## EAUX-BONNES (Basses-Pyrénées)

Altitude 750 mètres.

Les établissements sont alimentés par neuf sources d'une température variant de 12° à 32°,7 d'un débit total de 76,000 litres en 24 heures.

La source Vieille s'administre en boisson et s'exporte. Les autres sources s'administrent en boisson, bains, douches, gargarismes, douches gutturales, bains de pieds, pulvérisations.

*Indications.* — 1° Toutes les inflammations chroniques des voies respiratoires. Catarrhe chronique du pharynx, des amygdales, du larynx, des bronches chez les sujets débilités, scrofuleux. Chez les sujets sanguins l'administration de ces eaux doit être observée avec grand soin de crainte de congestion pulmonaire. Ces accidents seraient pourtant moins à craindre avec l'usage de la source d'Orteig.

2° La tuberculose pulmonaire et laryngée.

L'élément catarrhal qui accompagne les tubercules est rapidement modifié. Les meilleurs effets s'observent dans la phtisie au premier et au second degré. Au troisième degré les cas de guérison sont plus rares. Les hémoptysies s'observent quelquefois pendant la cure. Elles sont quelquefois sans gravité, curatives même (Pidoux) mais sont à redouter quand elles sont le signe de poussée tuberculeuse. Les Eaux-Bonnes sont contre-indiquées chez les sujets tuberculeux, sujets aux pleurésies péri-tuberculeuses.

3° Les autres indications sont celles de la plupart des eaux sulfureuses à savoir : la scrofulose chez les sujets anémiques avec manifestations torpides. Les affections catarrhales des voies digestives et génito-urinaires succédant à des manifestations herpétiques du côté de la peau. Les anciens traumatismes, la syphilis, les dermatoses à forme torpide.

Les contre-indications générales sont celles que nous avons signalées à propos des affections des voies respiratoires à savoir : l'état pléthorique, congestif.

## EAUX-CHAUDES

Altitude : 675 mètres.

L'établissement est alimenté par huit sources d'une température variant de 10°,6 à 36°,2, d'une sulfuration allant de 0,009 à 0,0053. Leur débit est considérable.

Les sources froides sont employées en boisson, les sources chaudes en bains, douches, douches de vapeur.

Le traitement peut se combiner avec celui des Eaux-Bonnes.

*Indications.* — 1° Rhumatismes chroniques quelles que soient leurs manifestations, articulaire, musculaire, viscérale, nerveuse. Ces eaux sont bien tolérées par les sujets excitables.

2° Les inflammations chroniques des voies aériennes, angine granuleuse, laryngite, bronchite, asthme, phtisie au premier et deuxième degrés.

3° Le catarrhe des voies urinaires.

4° La dyspepsie stomacale ou intestinale, la gastroentéralgie chez les herpétiques, surtout quand ces affections prennent la place de dermatose antérieure.

5° L'engorgement, les granulations, les excoriations du col de l'utérus, la leucorrhée.

6° Les affections cutanées chroniques, torpides.

7° La scrofule articulaire, muqueuse.

8° Les reliquats d'anciennes blessures.

Elles sont contre-indiquées chez les phtisiques, chez les sujets congestifs.

## SALIES-DE-BÉARN

Altitude : 30 mètres.

Les bains sont alimentés par la Fontaine Salée d'un débit de 54.928 litres en 24 heures. La source Carsalade, bicarbonatée ferrugineuse ne s'emploie qu'en boisson.

Les eaux sont employées en boisson (les deux sources) en bains et en douches. Les bains sont donnés à l'eau saline pure ou mitigée, ou encore additionnés d'eaux-mères.

*Indications.* — Les principales indications sont les suivantes :

1° Chez les enfants. Les enfants délicats, alanguis par une maladie ou une croissance trop rapide. Les enfants d'un tempérament sec et nerveux verraient leur état s'aggraver. Les enfants lymphatiques aux chairs molles, sujets aux engorgements ganglionnaires, présentant une susceptibilité des muqueuses (coryza, bronchites fréquentes, angines, ostéites, conjonctivites). Les enfants scrofuleux avec suppurations ganglionnaires, inflammations ulcéreuses des muqueuses, périostites, ostéites, arthrites, inflammation du parenchyme pulmonaire (scrofulose viscérale). La phtisie pulmonaire est une contre-indication. Le rachitisme, l'hydrocéphalie, la paralysie infantile.

2° Chez les femmes. Les sujets anémiques avec atonie générale quand les ferrugineux sont mal supportés. Les jeunes filles ou les jeunes femmes aménorrhéiques, dysménorrhéiques (dysménorrhée pseudomembraneuse). Les ménorrhagies ou métrorrhagies symptomatiques de métrite fongueuse du corps ou du col, d'engorgements chroniques de l'utérus et des annexes, la leucorrhée (non herpétique) la métrite parenchymateuse, l'engorgement utérin avec lymphangite, la pelvi-péritonite chronique (la pelvi-péritonite aiguë ou subaiguë avec exacerbations fréquentes doit être détournée de cette station) ; les fibromyomes utérins.

3° Chez l'adulte. La scrofule, les lymphadénomes multiples, les reliquats d'arthrites traumatique ou rhumatismale. Les paralysies *sine materia*, la chorée chronique.

*Contre-indications.* — Les maladies organiques du cœur, la phtisie, l'albuminurie, les herpétiques à manifestations cutanées.

## SAINT-CHRISTAU (Basses-Pyrénées)

Altitude : 300 mètres.

Cinq sources d'une température de 14° à 15°.

Leur débit total est de 1.845.216 litres en 24 heures.

Une des sources est sulfureuse.

Ces eaux sont dites cuivreuses. (0,gr.0003 de sulfate

de cuivre dans la source des Arcaux, traces seulement dans les autres sources).

Ces eaux sont employées en boisson, bains, douches, lotions, fomentations, pulvérisations.

*Indications.* — Elles s'adressent surtout à certaines manifestations périphériques du lymphatisme, de la scrofule. Du côté de la peau : scrofulides, maladies chroniques accompagnées de sécrétions séreuses ou sébacées. (Psoriasis, eczéma, impétigo, pemphigus, acné, etc.),

Du côté des muqueuses : les scrofulides telles que la blépharite, la conjonctivite, les kératites, l'angine granuleuse, la surdité par oblitération de la trompe.

---

## DÉPARTEMENT DES HAUTES-PYRÉNÉES

**BAGNÈRES-DE-BIGORRE.** — Eaux sulfatées calciques sulfurées sodiques.
**BARÈGES**................. — Eaux sulfurées sodiques.
**BARZUN-BARÈGES**........ — Eaux sulfurées sodiques.
**CAPVERN**.................. — Eaux sulfatées calciques.
**CAUTERETS**.............. — Eaux sulfurées sodiques.
**GAZOST**.................... — Eaux sulfurées sodiques.
**SAINT-SAUVEUR**......... — Eaux sulfurées sodiques.

### BAGNÈRES-DE-BIGORRE

Altitude : 579 mètres.

Sa situation géographique permet d'en faire une station d'hiver.

Cette station est alimentée par des sources sulfatées calciques, des sources ferrugineuses, des sources sulfureuses sodiques.

Les sources sulfatées sont au nombre de vingt, d'une température variant de 23° à 49° et d'un débit considérable. Elles alimentent six établissements. Elles s'administrent en boisson, bains, douches, bains de vapeur, douches de vapeur etc.

Les sources ferrugineuses, dites nouvelles, sont au nombre de cinq et s'administrent surtout en boisson.

Les eaux sulfureuses sont fournies par la source Pinac et surtout par la source de Labassère qui est transportée tous les matins de Labassère à l'Etablissement Théas, de Bigorre. Cette eau s'administre en boisson et s'exporte.

*Indications des eaux sulfatées calciques.* — Les sources chaudes sont excitantes, les sources tempérées sont calmantes.

Les indications principales sont : 1° le rhumatisme chronique sous toutes ses formes, dans toutes ses manifestations, articulaire, musculaire, névralgique, paralysies du mouvement et de la sensibilité, atrophie musculaire.

2° Les névroses telles que la neurasthénie, l'hystérie, celles accompagnant les affections utérines.

3° Les dermatoses papuleuses, squameuses, vésiculeuses (lichen, psoriasis, eczéma).

4° Les affections des voies urinaires où l'on doit exciter la diurèse, surtout dans la gravelle urique.

*Indications des eaux ferrugineuses.*

Ces indications se rapportent à l'anémie, à la chlorose, aux convalescences longues et difficiles.

*Indications des eaux sulfureuses*

Elles se rapportent aux affections des voies respiratoires : catarrhe bronchique surtout quand il prend la place d'une affection cutanée. — Laryngite bronchite chronique simple avec expectoration abondante — Dans le cas de phtisie elles agissent sur l'élément catarrhal. Il faut surveiller leur administration de crainte d'hémoptysie.

Elles sont contre-indiquées chez les sujets phtisiques irritables, sujets aux congestions.

## BARÈGES

Altitude 1280 mètres.

Cette station comprend 12 sources, d'une température variant de 27°1 à 44°. Leur débit total est de 170.000 litres en 24 heures. Leur sulfuration varie de 0,0191 à 0,0408. Elles ont une composition fixe.

Le traitement est surtout externe : bains de piscine, de baignoires, douches — La source Tambour se donne en boisson.

*Indications.* — 1° C'est une des stations les mieux appropriées au traitement de la scrofule, même la plus torpide, que les manifestations se montrent sur les os, les articulations (tumeur blanche, hydarthrose) sur les muqueuses (ulcérations) sur les glanglions ou sur la peau. Les autres indications se rapportent : 1° aux accidents rhumatismaux chez les sujets herpétiques ou lymphatiques (Ce traitement serait trop excitant chez les névropathiques).

2° Les dermatoses humides, sèches ou ulcéreuses dans les cas de torpidité, de chronicité.

3° Les blessures par armes de guerre, les reliquats de grands traumatismes.

4° Les catarrhes des voies digestives et aériennes.

5° La syphilis.

Elles sont contre-indiquées dans le cas de tuberculose et chez les sujets pléthoriques.

## BARZUN BARÈGES

L'eau de la source Baryum qui était autrefois une annexe de Barèges a été amenée à Luz à une altitude moindre de 600 mètres. Cette eau perd 4° à 5° de température dans ce trajet mais ne varie pas quant à sa composition. Elle est riche en azote.

*Indications.* — Ce sont celles des eaux sulfurées sodiques, mais elles exercent une action générale, tonique et sédative à un haut degré, sur le système nerveux.

Parmi les indications, (lymphatisme, scrofule, syphilis, rhumatisme, catarrhe des voies aériennes, affection de la peau) il faut citer en première ligne les affections des muqueuses respiratoires et génito-urinaires et les affections cutanées.

## CAPVERN

Altitude : 400 mètres.

Cette station possède deux sources de composition à peu près semblable et d'une température de 22° et 24°. Leur débit est considérable.

Ces eaux sont administrées en boisson, bains et douches.

*Indications.* — 1° Gravelle et calculs urinaires, coliques néphrétiques, (ces eaux agiraient par leurs propriétés diurétiques).

3° Les catarrhes des voies urinaires qui très souvent accompagnent la gravelle.

3° L'engorgement du foie, les calculs biliaires, la dyspepsie, les hémorrhoïdes qu'elles rétabliraient ou feraient apparaître au bénéfice de la circulation abdominale.

4° La goutte dans ses manifestations sur les reins, le tube digestif ; d'après Durand Fardel elles n'auraient pas d'action sur la diathèse.

5° Le diabète sucré.

Certaines affections de la peau qu'il n'est pas nécessaire de ramener à l'état aigu.

## CAUTERETS

Altitude 932 mètres.

Il y a plusieurs établissements alimentés par des sources qui ont été groupées suivant leur position géographique.

| | | Température | Débit en 24 heures |
|---|---|---|---|
| GROUPE DE L'EST | Source César | 48°,2 | 224.755 lit. |
| | Source des Espagnols | 47°,3 | 69.950 » |
| | Source Pauze vieux | 43° | 55.152 » |
| | Source du Rocher | ... | 120.000 » |
| | Source Rieumizet | 22° | 28.160 » |
| | Source Pauze nouveau | 45° | 17.548 » |
| | Source sulfureuse nouvelle | 44°,5 | 11.160 » |
| GROUPE DE L'OUEST LA RALLIÈRE | Source chaude | 58°,7 | 74.000 » |
| | Source tempérée du sud | 37°,5 | 20.000 » |
| | Source tempérée du nord | ... | 17.000 » |

| | | | | |
|---|---|---|---|---|
| GROUPE DU SUD | Source Petit Saint-Sauveur.. | | 35°,2 | 24.600 » |
| | Source du Pré.............. | | 48° | 31.248 » |
| | Source Mahourat...... .... | | 50° | 21.600 » |
| | Source des Yeux........... | | 37°,7 | 2.880 » |
| | Sources des Œufs. | Griffon A. | 58°,8 | 34.560 » |
| | | » B. | 54° | 34.560 » |
| | | » C. | 53°,2 | 138.240 » |
| | | » D. | 51°,6 | 127.987 » |
| | | » E. | 48°,8 | 227.447 » |
| | | » F. | 57°,7 | |
| | Sources du Bois | Chaude.... | 43°,5 | 21.600 » |
| | | Tempérée.. | 42°,2 | 2.800 » |
| | Source Laramiaux. N° 1..... | | 43° | 19.000 » |
| | Source Laramiaux. N° 2.. .. | | 36° | |
| | Source Abbadie............ | | 42° | Considérable |

Ces eaux sont administrées en boisson, bains, demi-bains, bains de pieds, douches, inhalations, pulvérisations, gargarismes, etc.

*Indications.* — Avec ces sources variées et d'un débit considérable, on peut réaliser à cette station presque toutes les applications de la médication sulfureuse.

Comparées à Luchon, ces eaux sont moins chaudes, moins sulfureuses, plus alcalines. Elles sont moins excitantes que la généralité des sulfurées sodiques de la région.

Parmi les indications générales des eaux sulfureuses, nous mentionnerons les suivantes :

1° Affections des voies respiratoires : les angines granuleuses, la laryngite, la bronchite chronique, l'emphysème, l'asthme, le catarrhe bronchique ancien avec bronchorrhée. Dans la pthisie pulmonaire à la première et à la seconde période, on voit diminuer, disparaître même le catarrhe concomitant et, bien que le tubercule soit peu modifié, l'état général des malades s'améliore considérablement. Si dans les formes éréthiques de la phtisie, les eaux sulfureuses sont souvent contre-indiquées, on peut dire cependant que, grâce à un traitement bien surveillé, les hémoptysies sont rares à Cauterets.

2° La scrofulose et la plupart de ses manifesfations superficielles et profondes.

4° Les dermatoses anciennes, surtout à forme squameuse, qu'il faut exciter, ramener à un état aigu.

5° La dyspepsie, la gastralgie, l'atonie de l'estomac liées à l'herpétisme.

6° La leucorrhée, les engorgements, les granulations, les ulcérations du col de l'utérus.

Les contre-indications sont : la pléthore et l'irritabilité.

## GAZOST

Une seule source, administrée en boisson, bains, pulvérisations.

*Indications.* — 1° La dyspepsie stomacale ou intestinale chez les herpétiques ;

2° Les inflammations chroniques des voies respiratoires, amygdalite, pharyngite chroniques ; laryngites, bronchites chroniques avec expectoration abondante mucopurulente ;

3° Catarrhe des voies urinaires ;

4° Lymphatisme, scrofule ;

5° Anémie, chlorose ;

6° Les ulcères indolents invétérés.

## SAINT-SAUVEUR

Altitude : 800 mètres.

Cette station est alimentée par deux sources : 1° la Source des Dames, à 34° avec un débit de 145.440 litres en 24 heures ; 2° la source Hontalade, à 22° avec un débit de 18.288 litres en 24 heures.

L'eau est administrée en boisson (surtout source froide) en bains, douches locales ou générales.

*Indications.* — Malgré leur degré de sulfuration, ces eaux ont une action sédative très marquée. Leur indication principale est les affections utérines chez les sujets nerveux ou lymphatiques, l'aménorrhée, la dysménorrhée, le catarrhe utérin chez des sujets scrofuleux ou herpétiques, les métrites chroniques, la pelvi-péritonite chronique.

Les autres indications se rapportant encore à leurs propriétés sédatives sont : le nervosisme, la surexcitabilité nerveuse, l'hystérie, les névralgies, la gastralgie. On en a retiré de bons effets dans le catarrhe de la vessie.

Enfin Caulet les a employées avec succès dans les cas de tuberculose à forme éréthique qu'on éloigne généralement des stations sulfureuses.

---

## DÉPARTEMENT DE LA HAUTE-GARONNE

**ENCAUSSE**. — Eaux sulfatées calciques.
**LUCHON**. — Eaux sulfurées sodiques.

### ENCAUSSE

Altitude : 362 mètres.

Trois sources d'un débit considérable.

Sont employées en boisson bains, et douches.

*Indications*. — Elles ont une action marquée sur la muqueuse intestinale et le système porte ; elles amèneraient la résolution des engorgements et des congestions passifs de l'abdomen. Elles sont utilisées dans la gravelle du foie et des reins. Comme sédatives, elles sont conseillées aux névropathes affectés de dermatoses ou de troubles fonctionnels des organes abdominaux qui ne sauraient supporter des eaux plus spéciales mais plus actives.

On a vanté leur vertu dans le cas de fièvre intermittente opiniâtre, et des engorgements du foie, de la rate qui en résultent.

### LUCHON

Altitude : 628 mètres.

Cette station est alimentée par 77 griffons d'eaux sulfureuses d'une température variant de 17 à 65 degrés. Leur sulfuration est des plus variée. Elles laissent dégager au griffon une grande quantité d'azote.

Lambron classe ces sources de la manière suivante :

A. Sources Ferras-Bosquet, Douces à sulfuration légère.

B. Source Blanche, Douce renfermant du soufre en suspension.

C. Source Bosquet-Bordeu, Douce à sulfuration moyenne.

D. Source Richard supérieure et Richard inférieure : sulfuration forte sans action excitante marquée.

E. Source de la grotte supérieure et de la grotte inférieure, sulfuration forte, légèrement excitante.

F. Source la Reine, sulfuration moyenne très excitante.

Il y a aussi des sources ferrugineuses employées comme eau de table.

Ces eaux sont employées en boisson, bains, douches, inhalations, pulvérisation, humage, gargarisme, etc.

*Indications.* — Etant donnée cette variété dans l'action des diverses sources, il est facile de comprendre que Luchon représente à un haut degré toutes les applications de la médication sulfureuse et présente par suite une grande variété d'indications.

En première ligne, se trouvent la scrofule et toutes les manifestations morbides évoluant sur le terrain scrofuleux.

L'arthritisme on plutôt le lympho-arthritisme, c'est-à-dire les manifestations torpides, lentes de l'arthritisme.

Dans la syphilis, ou voit ces eaux rétablir normalement la nutrition, faciliter l'action du traitement spécifique.

La tuberculose surtout torpide, évoluant sans réaction générale ou locale marquée est favorablement influencée.

Les affections locales améliorées par un traitement à Luchon sont les suivantes :

1° Du côté des voies respiratoires : l'hypertrophie des amygdales, les angines chroniques, le coryza chronique, les laryngites, le catarrhe bronchique, l'asthme, la tuberculose pulmonaire.

2° Du côté de la peau : l'eczéma chronique torpide, l'acné des lymphatiques.

3° Du côté du système nerveux : les affections d'origine syphilitique, les paralysies périphériques.

4° Signalons enfin la blennorrhée, la leucorrhée, l'aménorrhée, la dysménorrhée, les métrites chroniques.

---

## DÉPARTEMENT DE L'ARIÈGE

**AUDINAC.** — Eaux sulfatées calciques.
**AULUS.** — Eaux sulfatées calciques.
**AX.** — Eaux sulfurées sodiques.
**USSAT.** — Eaux thermales simples.

### AUDINAC

L'établissement est alimenté par deux sources improprement appelées chaude et froide, 22° et 20°,9 d'un débit total de 300,760 litres en 24 heures.

Sur 100 grammes de gaz se dégageant spontanément il y a 96,50 d'azote, 1,50 d'oxygène, 2 d'acide carbonique.

Ces eaux s'administrent en boisson, bains et douches.

*Indications.* — 1° Affections des voies digestives : dyspepsie, stomacale et intestinale, vomissements incoercibles. Flux hémorrhoïdaires supprimés ou peu abondants. Engorgements du foie et de la rate, les troubles de la sécrétion biliaire.

2° Affections des voies urinaires. Catarrhe des reins, de la vessie. Gravelle.

3° Anémie, chlorose.

4° Aménorrhée ou dysménorrhée de l'âge critique.

5° Hystérie et névropathie.

Elles sont contre-indiquées chez les sujets congestifs.

## AULUS

Altitude 762 mètres.

Cette station possède trois sources d'une composition à peu près semblable.

Les eaux sont employées en boisson, bains, douches.

*Indications.* — 1° Les affections du tube digestif et des annexes, accompagnées de troubles de la circulation veineuse (hémorrhoïdes, constipation, dyspepsie, engorgement du foie, de la rate, hypocondrie).

2° La syphilis. Ces eaux agiraient comme les eaux sulfureuses en produisant des éruptions chez les sujets incomplètement guéris.

3° Certaines affections de la peau, en première ligne l'eczéma.

## AX

Altitude 700 mètres.

Il y a quatre établissements : 1° Du Teich alimenté par dix-sept sources de 22° à 73°,5.

2° Du Breith alimenté par douze sources de 22° à 68°6.

3° L'établissement modèle alimenté par cinq sources.

4° L'établissement du Couloubret alimenté par treize sources de 17°,5 à 77°,5.

L'eau est employée en boisson, bains, douches, douches pharyngiennes, étuves, inhalations, humage.

Comme le fait remarquer Durand Fardel cette station par le nombre et la variété de ses sources se rapproche de Luchon.

*Indications.* — Les indications principales sont :

1° Le rhumatisme articulaire ou musculaire chronique.

2° Les affections sécrétantes de la peau, les affections papuleuses (les affections squameuses n'y sont pas modifiées.

3° La scrofule dans toutes ses formes et manifestations,

Les indications secondaires sont : les affections catarrhales des voies respiratoires coryza, laryngite, bronchite, etc. (Il faut surveiller avec soin les tuberculeux congestifs) les catarrhes des voies génito-urinaires chez la femme, l'anémie, la chlorose, enfin les suites de traumatismes, des plaies par armes à feu, etc.

Cette station comme toutes les stations sulfureuses chaudes est contre-indiquée chez les sujets pléthoriques et congestifs.

## USSAT

Altitude 454 mètres.

L'établissement est alimenté par plusieurs griffons d'une thermalité variant de 30° à 40°.

Le débit total est de 820,800 litres en 24 heures.

Ces eaux sont surtout employées en bains donnés à eau courante par une canalisation en communication directe avec la prise d'eau. Quelquefois on les emploie en boisson, douches, inhalations.

*Indications.* — Les principales sont : 1° les affections utérines avec état névropathique général, névralgies du tronc ou de l'utérus : métrite chronique chez les sujets excitables.

2° Les affections nerveuses sans lésion telles que l'hystérie, la chorée, les gastralgies, certaines névroses de la peau.

3° Le rhumatisme chronique musculaire ou articulaire, les sciatiques, les paralysies rhumatismales.

---

## DÉPARTEMENT DES PYRÉNÉES-ORIENTALES

**AMÉLIE**...... — Eaux sulfurées sodiques.
**LE BOULOU**. — Eaux bi-carbonatés sodiques.
**MOLITG**...... — Eaux sulfurées sodiques.
**OLETTE**...... — Eaux sulfurées sodiques.
**LA PRESTE**.. — Eaux sulfurées sodiques.
**LE VERNET**. — Eaux sulfurées sodiques.

### AMÉLIE-LES-BAINS

Altitude 276 mètres.

On peut y faire un séjour ou un traitement l'hiver.

Trois établissements (thermes romains, thermes

Pujade, hôpital militaire) alimentés par vingt-deux sources d'une température variant de 20° à 64° d'une sulfuration de 0,008 à 0,016. Toutes ont une composition analogue.

Ces eaux sont employées en boisson, bains, douches, étuves, inhalations, pulvérisations. L'inhalation se fait à l'aide des émanations spontanées des sources.

*Indications.* — Ces eaux ne doivent être employées qu'avec la plus extrême prudence chez les sujets sanguins et nerveux. Les lymphatiques en retirent d'excellents effets.

Elles sont indiquées : 1° Dans les affections des voies respiratoires telles que la bronchite chronique, le catarrhe pulmonaire, l'emphysème, la laryngite, et l'angine simple et granuleuse, la phtisie surtout au premier degré. (Les tuberculeux ne doivent pas être envoyés à Amélie au moment des fortes chaleurs mais plutôt pendant l'hiver).

2° Dans le rhumatisme chronique (toutes formes, toute nature) les névralgies rhumatismales, surtout la sciatique, l'atrophie musculaire qui n'est pas d'origine centrale.

3° Dans les suites et complications de fractures, les entorses, les arthrites chroniques, les lésions consécutives aux blessures par armes à feu.

4° Dans les dermatoses de moyenne intensité lorsque la lésion n'est pas trop profonde.

5° Dans l'anémie qu'elle soit ou non de nature paludéenne.

## LE BOULOU (Pyrénées-Orientales)

Altitude : 84 mètres.

Cette station est alimentée par quatre sources d'une

composition analogue. Nous donnons l'analyse de deux sources.

Les eaux sont administrées en boisson et en bains.

*Indications.* — Les indications principales se rapprochent de celles de Vichy et de Vals (arthritisme, affections de l'estomac, du foie, gravelle urique, diabète, etc.).

## MOLITG

Altitude : 600 mètres.

Deux établissements : 1° les bains Llupia alimentés par quatre sources (n° 1, 2, 3, 4) d'une température de 35° à 37°9 et d'un débit total de 195.258 litres en 24 heures. 2° Les bains de Massia alimentés par sept sources d'une température de 21° à 36°,5, leur débit total est de 928.800 litres en 24 heures.

L'eau est employée en boisson, bains, douches, inhalations. Une grande quantité de matières organiques leur donnent une onctuosité particulière.

*Indications.* — L'indication principale est les dermatoses irritatives, sécrétantes, telles que l'eczéma, l'impétigo, le lupus, l'acné, la furonculose.

Les indications secondaires se rapprochent de celles des eaux sulfureuses en général, c'est-à-dire : le lymphatisme, la scrofulose, les affections utérines avec leucorrhée, le catarrhe vésical, le rhumatisme.

## OLETTE

Altitude : 584 mètres.

On y trouve 38 sources divisées en trois groupes :

1° Groupe Saint-André (sources inférieures). Température = 75°, débit 1.045.440 litres en 24 heures.

2° Groupe de l'Escalada (sources supérieures). Température = 25°, débit 136.280 litres en 24 heures.

3° Groupe de la Cascade (sources de l'ouest). Température = 78°, débit 591.135 litres.

Ces eaux très riches en silice et en matières organiques sont très altérables.

Elles s'administrent en boisson, bains, douches, inhalations, pulvérisations.

*Indications.* — Il y a tous les éléments d'une médication très développée et très variée.

Les principales indications sont : 1° le rhumatisme chronique musculaire ou articulaire, les névralgies, les névroses ; 2° la scrofule sous toutes ses formes ; 3° les affections catarrhales des voies digestives aériennes et génito-urinaires ; 4° les anciennes fractures, luxations et entorses.

## LA PRESTE

Altitude : 1.100 mètres.

L'établissement n'utilise que la grande source dont nous donnons l'analyse.

Cette eau a une onctuosité remarquable, telle que les malades l'emploient, elle est fortement dégénérée et plutôt alcaline que sulfureuse.

On l'administre en boisson, bains, grandes douches, inhalations d'eau pulvérisée.

*Indication.* — L'indication la plus connue est les affections catarrhales chroniques des voies urinaires, le catarrhe douloureux de la vessie, les névroses de cet organe, la néphrite chronique douloureuse, la gravelle, pourvu que la pierre ne soit pas trop volumineuse.

Les autres indications sont fournies par le catarrhe chronique des voies aériennes pourvu qu'il n'y ait pas de tubercule, le lymphatisme et la scrofule, le rhumatisme.

Les contre-indications sont l'état nerveux, la tendance à la congestion, la tuberculose.

## LE VERNET (Pyrénées-Orientales)

Altitude : 620 mètres.

Grâce à sa situation on peut y faire un séjour, un traitement pendant l'hiver.

Il y a deux établissements : 1° des Commandants, alimenté par huit sources numérotées de un à huit, d'une température de 33° à 58°. La source numéro 7 ou Elysa est riche en matières organiques et, par suite, moins excitante.

2° Etablissement Mercader, alimenté par cinq sources de 27° à 42°.

Toutes ces sources ont une composition à peu près identique. Nous donnons l'analyse d'une source de chacun des établissements.

Elles dégagent une grande quantité d'azote.

Elles sont employées en boisson, bains, douches, inhalations, étuves. Outre des étuves isolées pour recevoir les vapeurs provenant directement de la source, il y a des appartements où l'on peut respirer d'une manière habituelle une atmosphère douce et légèrement sulfureuse.

*Indications.* — 1° les affections chroniques des voies respiratoires : angine, laryngite, bronchite avec expectoration abondante, la phthisie au premier et deuxième degrés.

2° le rhumatisme chronique quel que soit son siège, dans toutes ses manifestations (articulaire, musculaire, névralgique, etc.).

3° les affections de la peau en général.

4° les affections des muqueuses digestives consécutives à la disparition d'une dermatose.

5° Les suites des grands traumatismes ou les plaies par armes à feu.

6° Certaines affections utérines avec aménorrhée ou dysménohrrée.

*Contre-indications.* — Ne pas y adresser les sujets nerveux, pléthoriques, congestifs, hémophoïques.

---

## DÉPARTEMENT DE L'AUDE

**ALET** — Eaux bicarbonatées calciques

### ALET

Altitude : 210 mètres.

L'établissement est alimenté par quatre sources dont une est ferrugineuse (Sesquioxyde de fer 0,024). Leur débit total est de 600.000 litres en 24 heures. Ces eaux sont administrées en boisson, bains et douches à l'eau chauffée.

*Indications.* — L'absence d'acide carbonique libre en permet l'emploi dans certaines dispepsies flatulentes dans les cas de gastralgie qui ne peuvent supporter ce gaz en excès. Elles conviennent dans l'embarras gastrique chronique, la diarrhée catarrhale habituelle avec alternance de constipation.

La source ferrugineuse rend des services dans la chloroanémie.

En raison de leur faible minéralisation elles peuvent être employées pour le lavage de la vessie.

---

## DÉPARTEMENT DES LANDES

**DAX**............ — Eaux thermales simples.
**TERCIS**........ — Eaux chlorurées sulfurées.

### DAX

Altitude : 40 mètres.

Par sa situation au midi de la France cette station est devenue un séjour d'hiver. Les traitements peuvent être suivis toute l'année.

Un grand nombre de sources ayant toutes une composition analogue, et dont le débit est évalué à 10 millions de litres en vingt-quatre heures alimentent sept établissements.

Les boues végéto-minérales provenant de la saturation du limon de l'Adour par les eaux thermales, renfermant de plus des conferves, sont employées en bains et applications locales.

Les eaux sont en outre administrées en bains, douches. Il y a aussi des bains d'étuve, des bains et douches de vapeur, enfin des inhalations et des pulvérisations.

A cette station, on utilise aussi les eaux sulfureuses de Saint-Boés et les eaux chlorurées sodiques de Pouillon.

*Indications.* — 1° Le rhumatisme quelle qu'en soit la forme, quel qu'en soit le siège.

Rhumatisme articulaire, musculaire, rhumatisme noueux, goutteux. Concrétions tophacées.

Atrophie musculaire localisée, les paralysies rhumatismales. Ce traitement est très bien supporté par les sujets pléthoriques.

2° Les névralgies,

3° Les névroses : la chorée rhumatismale, l'hystérie.

4° Les affections chirurgicales, arthrites, ostéite, hydarthroses, les suites des fractures, des luxations, des entorses.

En un mot toutes les applications des eaux à haute thermalité et à faible minéralisation.

## TERCIS

Altitude : 15 mètres.

Une seule source d'un débit de 98.000 litres en vingt-quatre heures.

Cette eau s'administre en boisson, bains d'eau et de boue et en douches.

*Indications* — 1° Les accidents rhumatismaux chroniques.

2° Affections anciennes et atoniques de la peau.

3° Comme sulfureuse faible, modifie les sécrétions catarrhales des voies respiratoires.

4° L'anémie chez les sujets ne pouvant pas supporter le fer.

---

# RÉGION DU CENTRE

## DÉPARTEMENT DE L'ALLIER

**VICHY**............................ Eau bicarbonatée sod.
**NÉRIS**............................ Eau thermale simple.
**BOURBON L'ARCHAMBAULT**.. Eau chlorurée sodique.

### VICHY

Altitude : 240 mètres.

Cette station est alimentée par un grand nombre de sources toutes bicarbonatées sodiques. Nous avons donné le graphique de l'analyse des principales qui peuvent servir de type. Pour les autres sources de Vichy et du bassin nous avons donné un tableau permettant de comparer leur richesse en bicarbonate de soude.

Ces eaux sont administrées en boisson surtout, et en bains. Etablissements d'hydrothérapie.

*Indications.*— L'indication générale est une catégorie d'affections que l'on peut considérer à juste titre comme reliés par la dyscrasie acide. Les indications spéciales sont :

1° La goutte dans ses formes franches, sthéniques. Grâce à une ou plusieurs cures, les fonctions digestives, hépatiques, urinaires se maintiennent dans un état satisfaisant, les accès s'éloignent ou disparaissent. Dans les formes asthéniques à accès trainants, lorsque la période des déformations articulaires survient, Vichy ne semble plus aussi bien indiqué.

2° Le diabète, particulièrement la forme arthritique. Il y a diminution, même disparition du sucre, amélioration des phénomènes pénibles, restauration des forces. Vichy serait moins indiqué dans les formes très graves à amaigrissement rapide, surtout quand la teneur en sucre de l'urine émise le matin à jeun est égale ou supérieure à celle de l'urine de la digestion.

3° L'obésité. Il y a amélioration des altérations de la nutrition, mais on obtient rarement une diminution de poids.

4° Affections hépatiques : lithiase biliaire, congestion chronique, engorgement du foie d'origine lithiasique, goutteuse, paludéenne, alcoolique. Vichy rend les plus grands services dans les cirrhoses hypertrophiques, biliaires ou non, mais lorsque la période atrophique survient, ou dans la cirrhose de Laennec, le traitement thermal devient impuissant. Il serait même contre-indiqué.

5° Dyspepsies. Les eaux de Vichy ramènent les sécrétions à l'état normal plutôt qu'elles ne les neutralisent. Le catarrhe gastrique alcoolique est le type des indications de Vichy. Les dyspepsies acides atoniques putrides de causes diverses sont améliorées. Dans la dilatation de l'estomac, si la dilatation ne disparaît pas, on voit diminuer ou disparaître les phénomènes douloureux et les digestions se régularisent. La gastralgie pure, à grands accès, est rebelle au traitement, mais la dyspepsie gastralgique est très améliorée. Les succès sont moins nombreux dans la dyspepsie intestinale, la lienterie disparaît, les diarrhées chroniques sont améliorées, la forme pseudo-membraneuse est rebelle.

6° Voies urinaires. — Les eaux de Vichy augmentent la diurèse, font disparaître les dépôts uratiques et le mucus. Elles sont indiquées dans le catarrhe vésical, la gravelle urique ; dans l'albuminurie par lésion du rein il n'y a pas lieu de compter sur Vichy, mais si l'albuminurie est dyscrasique, on obtient d'excellents résultats.

7° L'anémie. — Bien que les médecins de Vichy nient l'existence de la cachexie alcaline, il est évident que l'anémie idiopathique ne retire aucun bénéfice de ces eaux. L'anémie symptomatique de troubles dyspeptiques hépatiques, l'anémie paludéenne sont améliorées, comme la maladie causale.

8° Les eaux de Vichy s'adressant à la diathèse arhtritique amènent la disparition de l'acné, de l'eczéma qui surviennent chez des sujets entachés de cette diathèse.

*Contre-indications.* — Outre celles signalées ci-dessus, il faut citer les maladies graves du système nerveux, les maladies du cœur non compensées. La tuberculose des diabétiques peut s'enrayer grâce à la restauration des forces du sujet. Toute lésion organique, cancer, dégénérescence amyloïde est une contre-indication. Les états aïgus fébriles, la disposition aux hémorrhagies doivent retarder ou contre-indiquer une cure à Vichy.

## NÉRIS

Altitude : 260 mètres.

Etablissement alimenté par des sources chaudes (puits carré, César, de la Croix, Dunoyer, Grand puits, innommée), ayant toutes une composition analogue.

Ces eaux ne sont guère employées que pour l'usage externe : bains, piscines, douches, appareils à vapeur, application de conferves.

*Indications.* — 1° Maladies nerveuses : Névroses surtout rhumatismales, hystérie, chorée, goître exophtalmique, paralysie agitante au début, neurasthénie, tics douloureux, ataxie locomotrice chez les sujets excités. Paralysie générale dans la période d'irritation.

Les phénomènes de contracture, d'hémichorée, les troubles sensoriaux des hémiplégiques et des paraplégiques sont soulagés.

2° Le rhumatisme articulaire, musculaire, les névralgies.

3° Les métrites chroniques des chlorotiques et des névropathes, les lésions des annexes, le vaginisme, le prurit vulvaire, la nymphomanie, l'aménorrhée, la dysménorrhée.

4° Signalons enfin certaines affections de la peau chez des sujets très excitables, très nerveux.

## BOURBON L'ARCHAMBAULT

Altitude : 270 mètres.

L'établissement est alimenté par deux sources, la source thermale dont nous donnons l'analyse (chlorurée sodique) et la source Jonas, froid, bi-carbonatée calcique légèrement ferrugineuse, qui n'est guère employée qu'en boissson.

Le traitement consiste en boisson, bains, douches, étuves.

*Indications*. 1° — Une indication ancienne se rapporte paralysies, hémiplégies, suite de lésion des centres nerveux. Bien qu'il soit difficile de se prononcer sur l'utilité ou la nocivité de ce traitement (discussion à la *Société d'Hydrologie*, nous croyons que le traitement bien surveillé ne peut pas être nuisible, sans que les avantages en soient bien grands.

Ce traitement rendra au contraire des services dans les cas de paralysies périphériques d'origine rhumatismale.

2° Le rhumatisme chronique à forme fixe avec engorgement péri-articulaire ou avec épanchement, surtout chez les sujets scrofuleux. Le rhumatisme nerveux, — le rhumatisme musculaire opiniâtre, — la dyspepsie d'origine rhumatismale.

3° La scrofule dans toutes ses manifestations, surtout dans les localisations glandulaires et osseuses.

4° L'atrophie musculaire progressive mal localisée.

5° Les suites de fractures, d'entorses, de plaies par armes à feu.

La source Jonas est utile dans l'anémie, la chlorose, on l'emploie aussi dans les catarrhes du vagin, du col utérin. Dans l'otite externe et les granulations des paupières.

---

## DÉPARTEMENT DU PUY-DE-DOME

| | |
|---|---|
| **ROYAT**........................ | Eau bicarbonatée chlorurée. |
| **LA BOURBOULE**........... | Eau chlorurée bicarbonatée. |
| **LE MONT-DORE**...... ..... | Eau faiblement minéralisée. |
| **SAINT-NECTAIRE**......... | Eau chlorurée bicarbonatée. |
| **CHATEL-GUYON** .......... | Eau bicarbonatée chlorurée. |
| **CHATEAUNEUF**.... ....... | Eau bicarbonatée sodique. |
| **SAINT-MAURICE**.......... | Eau bicarbonatée chlorurée. |
| **ROUJAT** ..................... | Eau bicarbonatée calcique. |
| **RENLAIGUES** ............. | Eau ferrugineuse. |
| **CHATELDON** .............. | Eau de table |

### ROYAT

Altitude : 450 mètres.

Royat possède 4 sources d'une température variant de 21°,3 à 35°,2. La source Saint-Victor avec 4 milligrammes d'arséniate de soude, se classe parmi les sources les plus arsenicales après la Bourboule.

L'eau est administrée en boisson, bains à eau courante, piscine, douches, inhalations, pulvérisations. Bains et douches d'acide carbonique. Hydrothérapie.

*Indications.* — Les deux indications principales sont : 1° l'arthritisme ; 2° l'anémie.

Si la goutte régulière articulaire chez les sujets forts avec hypernutrition est traitée avec succès à Vichy et par les eaux bicarbonatées sodiques fortes, la goutte asthénique, la goutte se développant chez des sujets âgés, anémiés, affaiblis, est très avantageusement modifiée à Royat. La douleur, les concrétions, les congestions entretenant les dépôts uratiques, les raideurs articulaires cèdent au traitement, les accès de goutte sont éloignés. Les manifestations ab-articulaires sont rapidement améliorées ; parmi celles-ci il faut citer : la gravelle et les sables uriques, les déterminations sur les voies respiratoires, telles que l'angine granuleuse, la susceptibilité bronchique, la congestion pulmonaire, la bronchite spasmodique, l'asthme, le catarrhe chronique, la phtisie arthritique tout à fait au début, la dyspepsie gastrique avec atonie, les affections de la peau telles que l'eczéma, la migraine, etc. Citons enfin le diabète arthritique.

L'anémie, la chloro-anémie, la dyspepsie qui les accompagne, la neurasthénie qu'on observe si fréquemment chez les arthritiques anémiques, sont heureusement traitées à cette station.

Le bain de César est employé avec succès pour amener la résolution des inflammations chroniques des organes du petit bassin et modifier les troubles fonctionnels de l'utérus (leucorrhée, dysménorrhée).

## LA BOURBOULE

Altitude : 846 mètres.

Cette station est alimentée par 7 sources d'une température variant de 19° à 60°. Leur débit total est de plus de 900.000 litres en 24 heures.

Ces eaux sont de beaucoup les plus arsenicales connues, elles sont administrées en boisson, bains, douches, inhalations, pulvérisations, douches locales, etc.

*Indications.* — Elles sont tirées soit de leur richesse en chlorure de sodium, soit de leur teneur en arséniate de soude, soit de leur thermalité.

1° Comme chlorurées bicarbonatées elles s'adressent au lymphatisme, à la scrofule.

Si on y a traité souvent avec succès la scrofule à toutes ses périodes et dans ses manifestations tant superficielles que profondes, il ne faut pas oublier les immenses services que rendent les eaux chlorurées sodiques fortes et les eaux sulfurées sodiques. — Nous croyons avec Durand Fardel que les plus beaux résultats s'observent chez les jeunes enfants qui, qualifiés de lymphatiques, ne présentent pas de détermination très fixe de la scrofule. Les phlegmasies chroniques des voies respiratoires que l'on observe chez ces sujets sont très heureusemənt modifiées (bronchite chronique, asthme, tuberculose, angine, laryngites chroniques).

2° Leur richesse en arsenic les recommande :

*a*). — Dans les affections cutanées telles que l'eczéma, le pityriasis et surtout le psoriasis.

*b*). — Dans les affections pulmonaires ou des voies

digestives qui alternent avec ces manifestations cutanées.

*c*). — Dans les fièvres intermittentes rebelles, la cachexie paludéenne.

*d*). — Dans certaines formes du diabète sucré comme l'ont démontré les intéressants travaux de Danjoy.

3° Grâce à la haute température de ces eaux on traite avec succès à cette station le rhumatisme noueux, fibreux, musculaire, les névralgies, les formes atoniques de la goutte.

## MONT-DORE

Altitude : 1.050 mètres.

Etablissement alimenté par 8 sources ayant entre elles de grandes analogies, mais d'une température variant de 45 à 10°5. Leur débit total est de 435.000 litres en 24 heures.

L'eau s'emploie en boisson, bains (les bains du Pavillon à haute température sont donnés de courte durée), bains de pieds, bains et douches de vapeurs, pulvérisations, etc.

Le traitement amène en général une sudation abondante.

*Indications*. — La spécialité d'action de ces eaux s'adresse aux maladies chroniques des voies respiratoires, surtout quand il y a un état congestif dominant la scène pathologique.

La tuberculose pulmonaire à tous ses degrés, surtout quand il y a une tendance fluxionnaire, y est avantageusement modifiée. La pleurésie chronique qui précède si souvent la tuberculose est modifiée comme cette dernière. Dans les affections bronchiques chroniques avec sécrétion abondante, dans la bronchite chronique, le catarrhe pulmonaire, la bronchorrhée, la sécrétion diminue rapidement. Parmi les autres affections des voies respiratoires améliorées ou guéries à cette station il faut citer le coryza chronique, la pharyngite chronique simple ou granuleuse, la laryngite chronique, la laryngite tuberculeuse.

Comme dans la plupart des stations pourvues d'eaux chaudes, le rhumatisme chronique articulaire ou musculaire, les névralgies sont traités avec succès.

Malgré leur faible minéralisation, ces eaux réclament l'arthritisme et ses manifestations ab-articulaires; les meilleurs résultats s'observent dans les localisations pulmonaires.

Grâce à sa situation à 1.050 mètres au-dessus de la mer, on peut faire à cette station une cure d'altitude.

## SAINT-NECTAIRE

Altitude : 724 mètres.

Cette station comprend 10 sources d'une température variant de 14°,5 à 41°, se partageant en deux groupes : Saint-Nectaire le haut et Saint-Nectaire le bas.

Ces eaux sont administrées en boisson, bains, douches locales et générales. Bains et douches d'acide carbonique.

*Indications.* — Les indications majeures de Saint-Nectaire sont les suivantes :

1° L'anémie, quelle qu'en soit la cause (anémie hémorrhagique, dyspeptique, diathésique, toxique, des convalescents, etc.).

2° la chlorose chez les sujets ne pouvant supporter le fer médicamenteux.

3° Les troubles de la sécrétion urinaire : albuminuries sans lésions du rein (albuminurie cyclique, albuminurie dyscrasique) albuminurie dépendant de néphrite parenchymateuse, de néphrite interstitielle peu avancée, de néphrite mixte. La lithiase rénale avec néphrite calculeuse. On obtient aussi d'excellents résultats dans la phosphaturie de croissance.

4° Les dyspepsies soit avec hyperchlorhydrie, soit surtout avec anachlorhydrie. La dilatation permanente de l'estomac. La dyspepsie par fermentation.

Les indications secondaires sont les suivantes :

1° Le lymphatisme, la scrofule. A ce sujet nous ne pouvons que répéter ce que nous avons dit à propos de la Bourboule : on doit envoyer à Saint-Nectaire les enfants lymphatiques sans détermination fixe de la scrofule.

2° Le rhumatisme chronique se traite à cette station comme auprès de toutes celles qui possèdent des eaux thermales. La goutte, chez les sujets dyscrasiques, est heureusement modifiée.

3° Le diabète chez les sujets anémiés cachectiques.

4° Les affections utérines : la leucorrhée, l'aménorrhée, la dysménorrhée, la métrite chronique simple parenchymateuse avec ou sans ulcérations chez les sujets anémiques, les inflammations chroniques des annexes, la stérilité.

*Contre-indications.* — Toute cardiopathie, toute menace de tuberculose.

## CHATEL-GUYON

Altitude : 512 mètres.

Cette station possède 11 sources dont 6 seulement sont

importantes. Nous donnons l'analyse de la source Gubler, la plus employée. La composition des autres est analogue à cette dernière.

Ces eaux sont employées en boisson, bains, douches, lavage d'estomac, etc.

*Indications.* — Suivant Baraduc, il faut envoyer à Chatel-Guyon les diathésiques caractérisés par un retard ou une déviation des échanges nutritifs, par une tendance aux congestions organiques sans lésion organique du cœur ou des gros vaisseaux.

Parmi ces diathésiques, il faut choisir ceux qui sont atteints dans les organes abdominaux. Les sujets non diathésiques, mais souffrant d'affections chroniques non inflammatoires de ces mêmes organes en retireraient aussi de bons effets.

Les propriétés purgatives de ces eaux sont utilisées dans l'état saburral, l'embarras gastrique chronique, dans la constipation habituelle, la pléthore abdominale, la tendance à l'obésité, dans la congestion cérébrale, chez les sujets en imminence de ramollissement cérébral.

Dans l'engorgement du foie, de la rate, les calculs biliaires, une cure à Chatel-Guyon associée à une cure à Vichy ou à Royat donnerait, suivant Baraduc, d'excellents résultats.

Parmi les goutteux, il faut adresser à cette station les sujets dyspepsiques ou congestifs qui ont besoin d'une dérivation sur le tube intestinal.

Enfin, grâce à leurs composés ferrugineux, elles peuvent rendre des services aux anémiques, aux chlorotiques, surtout s'il y a constipation habituelle ou dyspepsie.

## CHATEAUNEUF

Altitude : 382 mètres.

15 sources sont utilisées dans cette station, leur température varie de 12° à 37°,5. Elles sont administrées en boisson, bains et douches.

Boucomont divise ces sources en :

1° Eaux ferrugineuses froides, gazeuses.

2° Bicarbonatées mixtes, thermales ou froides.

3° Bicarbonatées magnésiennes.

*Indications.* — Elles constituent une excellente médication du rhumatisme sous toutes ses formes, principalement chez les sujets débilités et dans les manifestations douloureuses,

L'anémie, la chloro-anémie, y sont très favorablement influencées.

Les affections des voies digestives en retirent de bons effets.

Signalons enfin des succès dans la métrite rebelle, la leucorrhée, le catarrhe chronique de la vessie.

## SAINT-MAURICE VIC-LE-COMTE

De nombreuses sources, dont une seule, la source sainte Marguerite, est employée en bains.

S'administrent en boisson.

*Indications.* — Elle se rapprochent de celles de Royat.

1° Arthritisme, goutte au début, gravelle urique, dyspepsie, gastralgie.

2° Chloro-anémie.

3° Lymphatisme.

## ROUZAT

L'établissement est alimenté par deux sources de composition analogue, l'une à 31°, l'autre à 16°.

Elles s'emploient en boisson, bains et douches.

*Indications.* — 1° Le rhumatisme, — 2° la chloro-anémie, - 3° le lymphatisme.

## RENLAIGUES

Cette eau, peu utilisée à la source, s'exporte en grande partie.

## CHATELDON

Altitude : 350 mètres.

Petit établissement alimenté par trois sources. Trois autres sources servent à l'exportation. Cette eau s'emploie en boisson et en bains.

*Indications.* — Dyspepsies, — Chloro-anémie.

---

## DÉPARTEMENT DE LA LOIRE

**RENAISON**............... — Eau de table.
**SAINT-ALBAN**.......... — Eau bicarbonatée mixte.
**SAIL-LES-BAINS**. ..... — Eau thermale simple.
**SAIL-SOUS-COUZAN**. — Eau bicarbonatée sodique.
**SAINT-GALMIER**...... — Eau bicarbonatée calcique.

### RENAISON

Ces eaux sont exportées sur une assez grande échelle mais sont peu employées sur place.

### SAINT-ALBAN

Altitude : 400 mètres.

Trois sources dont deux seulement sont utilisées. Cette eau s'administre en boisson, bains. Installation complète pour l'utilisation de l'acide carbonique que ces eaux dégagent très abondamment. (Bains douches).

*Indications.* — 1° Dyspepsie avec gastralgie douloureuse surtout chez les chlorotiques.

2° La néphrite calculeuse, le catarrhe vésical ;

3° Les affections de la peau telles que : l'impétigo, l'acné, l'eczéma, l'herpès, surtout si ces affections sont liées à un état dyspeptique ou anémique.

4° Les bains et douches d'acide carbonique s'administrent dans les affections de la peau avec prurit, les névralgies. — Les inhalations d'acide carbonique sont employées dans les inflammations chroniques des voies respiratoires.

## SAIL-LES-BAINS

Altitude : 250 mètres.

L'établissement est alimenté par des sources bicarbonatées, des sources sulfureuses et une source ferrugineuse. Les eaux sont administrées en boisson, bains, douches, douches de vapeur.

*Indications.* — Les sources non sulfureuses s'adressent aux malades dyspeptiques ou rhumatisants, d'un tempérament nerveux, sujets à des névralgies. Les sources sulfureuses s'adressent aux affections sécrétantes de la peau chez les sujets lymphatiques. Enfin la source ferrugineuse s'adresse à la chlorose et à l'anémie.

## SAIL-SOUS-COUZAN

Altitude : 400 mètres.

Etablissement alimenté par deux sources. Ces eaux sont administrées en boisson, bains, douches, aspirations de gaz carbonique, bains et douches de vapeur.

*Indications.* — 1° Chlorose et anémie;

2° Dyspepsie avec gastralgie;

3° Gravelle, surtout gravelle urique ;

5° Certaines affections utérines.

Leur administration doit être très surveillée chez les sujets congestifs.

## SAINT-GALMIER

Altitude : 400 mètres.

Nombreuses sources d'une eau froide bicarbonatée calcique très gazeuse que Durand Fardel classe parmi les eaux digestives ou de table. — Ne s'emploie qu'en boisson. — Grande exportation. Toutes les sources ont une composition analogue. Nous ne donnons que l'analyse de la source Badoit.

*Indications.* — Stimulent l'appétit et facilitent la digestion.

---

## DÉPARTEMENT DU CANTAL

**YDES**................ — Eau sulfatée sodique. Chlorurée sodique.
**VIC-SUR-CÈRE**..... — Eau bicarbonatée chlorurée.
**CHAUDESAIGUES**. — Eau thermale simple.

### YDES

Altitude : 415 mètres.

Deux sources sulfatées et chlorurées sodiques.

Ces eaux ne sont employées jusqu'à présent qu'en boisson.

Les indications doivent se tirer *à priori* de leur composition sulfatée sodique et chlorurée sodique. Elles s'exportent et rendent de grands services comme laxatives et purgatives.

## VIC-SUR-CÈRE

Altitude : 670 mètres.

Quatre sources d'une composition analogue.

Cette eau est employée exclusivement en boisson.

*Indications.* — La dyspepsie atonique, la chlorose, l'anémie, l'arthritisme sous forme de goutte, gravelle, diabète.

## CHAUDESAIGUES

Altitude : 650 mètres.

L'établissement est alimenté par six sources d'une température variant de 31° à 82° et d'un débit très considérable. Il y a une source froide et ferrugineuse.

Ces eaux sont employées en boisson, bains, douches, étuves.

*Indications.* — Ces eaux calment la surexcitation nerveuse et sont bien supportées par les pléthoriques.

Les indications principales sont : 1° le rhumatisme sous toutes ses formes, surtout le rhumatisme musculaire et les névralgies, les paralysies rhumatismales.

2° Quelques manifestations extérieures de la scrofule.

3° Certaines affections des voies respiratoires.

## DÉPARTEMENT DE LA CREUSE

**EVAUX.** — Eau faiblement minéralisée.

### EVAUX

Altitude : 460 mètres.

Vingt-deux sources qui alimentent deux établissements leur température varie de 28°,8 à 56°.7.

La plupart sont sulfatées sodiques, il y en a de sulfureuses et de ferrugineuses.

Elles sont employées en boisson, bains, douches, bains de vapeur, applications de conferves.

*Indications.* — 1° le rhumatisme chronique, les désordres du mouvement (contractures, déformations articulaires) qui en sont la conséquence. Elles s'adresseraient plus particulièrement au rhumatisme des lymphatiques, des scrofuleux.

2° Les névralgies, certaines névroses.

3° Les affections cutanées.

Les sources sulfureuses s'appliquent aux cas de laryngite et de bronchite catarrhale.

# RÉGION DES CÉVENNES

---

## DÉPARTEMENT DE L'ARDÈCHE

| | |
|---|---|
| **VALS** ........................... | Eau bicarbonatée sodique. |
| **NEYRAC** ............ . ........ | Eau ferrugineuse. |
| **DESAIGNES** ................... | Eau de table. |
| **CELLES** ..... .................. | Eaux bicarbonatées mixtes. |
| **SAINT-LAURENT** ............ | Eau thermale simple. |

### VALS

Altitude : 260 mètres.

La station de Vals est remarquable par le grand nombre de sources qui y sont exploitées, nombre qui va en croissant tous les jours.

Toutes ces sources sont froides et bicarbonatées sodiques, elles ne varient guère que par leur richesse en bicarbonate de soude.

Nous avons donné comme type de ces variétés l'analyse des sources Vivaraises, nous aurions pu aussi bien prende celle de beaucoup d'autres. Ne pouvant cependant les donner toutes, nous avons joint à notre graphique un tableau indiquant la richesse en bicarbonate de soude de toutes les sources dont nous avons pu nous procurer l'analyse.

Il faut remarquer que presque toutes contiennent des sels de fer en proportion notable, des sels de lithine et qu'un grand nombre sont arsenicales.

A côté de ces sources, il y en a un petit groupe qui, dépourvues de bicarbonate de soude renferment des sulfates, du fer et de l'arsenic.

La plupart des sources appartiennent à de petits propriétaires et sont utilisées en boisson seulement et surtout exportées.

Il y a en outre deux établissements alimentés par les sources Dominique-Chloé, Souveraine, Alexandre et Saint-Louis. L'eau y est administrée en boisson, bains, douches, (eau minérale naturelle ou chauffée). Il y a aussi des bains d'air chaud où l'on fait du massage, des bains et des douches d'acide carbonique capté en grande abondance au niveau des sources.

La basse température de ces diverses sources permet de les exporter sans que l'on ait à redouter d'altération dans leur composition.

*Indications.* — Les indications des eaux de Vals se rapprochent absolument de celles des eaux de Vichy : l'arthritisme, la goutte, la gravelle, le diabète, les affections hépatiques, les dyspepsies, l'anémie. Pour ne pas nous répéter, nous nous contenterons de faire un parallèle entre ces deux stations.

1° Au point de vue de la thermalité on peut dire d'une manière générale que les eaux de Vichy sont thermales et les eaux de Vals athermales.

Si souvent les eaux chaudes sont mieux supportées, mieux digérées que les eaux froides, il y a des exceptions difficiles à préciser. Ces eaux froides pourtant conviennent souvent mieux pour les sujets qui ont à redouter une irritation trop prononcée, pour ceux qui n'ont pas de troubles aussi marqués de la nutrition, pour les sujets moins forts, moins vigoureux.

2° Au point de vue de la composition, les eaux de Vals seraient plus riches en fer, en lithine et conviendraient mieux chez des sujets affaiblis et dans certains cas de gravelle. Signalons, pour terminer, cette grande variété de richesse en bicarbonates qui n'existe pas à Vichy et qui permet de mieux doser leur administration.

## NEYRAC

Outre la source dite des bains dont nous donnons l'analyse, et d'un débit de 144.000 litres en 24 heures, il y a six autres sources beaucoup moins importantes.

Cette eau s'administre en boisson et en bains.

*Indications.* — Anémie et chlorose. Troubles dyspeptiques chez ces malades. A signaler encore les affections de la peau chez les herpétiques.

## DESAIGNES

Cette station est alimentée par trois sources de composition analogue.

Elles sont administrées en boisson et servent surtout à l'exportation.

## CELLES

L'établissement est alimenté par 8 sources. Elles dégagent une grande quantité d'acide carbonique qui est capté.

Ces eaux s'emploient en boisson, bains, douches, bains et douches de vapeur, inhalations d'acide carbonique.

*Indications.* — La dyspepsie stomacale et intestinale, surtout dans les formes atoniques.

2° Le catarrhe des muqueuses des voies respiratoires voire même la phtisie.

3° Le lymphatisme, la scrofule surtout ganglionnaire.

4° L'anémie, la chlorose.

5° Citons les prétendues observations de guérison de cancer publiées par Barrier.

## SAINT-LAURENT

Altitude : 832 mètres.

Deux sources, ayant un débit de 54.000 litres en 24 heures alimentent trois petits établissements. Ces eaux sont administrées en boisson, bains, douches et bains de vapeur.

*Indications.* — Ce sont celles des eaux thermales simples : sédation et reconstitution. Les affections qui y sont traitées avec succès sont : 1° les rhumatismes, les névralgies; 2° Certaines affections cutanées telles que la furonculose, l'echtyma, l'eczéma, etc.; 3° la chloro-anémie.

## DÉPARTEMENT DU GARD

**EUZET**........... — Eau sulfurée calcique.
**LES FUMADES.** — Eau sulfurée calcique.

### EUZET

Altitude : 130 mètres.

Etablissement alimenté par 5 sources. La source La Valette est employée en boisson, la source la Marquise en bains, douches, étuves. Elles s'administrent en outre en inhalations chaudes et en pulvérisations.

Ces eaux sont bitumineuses.

*Indications.* — 1° Affections des voies respiratoires : angine granuleuse, laryngite chronique, catarrhe chronique des vieillards, la phtisie au 1^er^ et au 2^e^ degrés.

2° Dyspepsie ;

3° Affections cutanées sèches coïncidant avec des troubles de l'estomac ou de l'intestin. Leur indication dans le lymphatisme et le rhumatisme est très secondaire.

### LES FUMADES

Altitude : 130 mètres.

Trois établissements alimentés par 8 sources d'une

température variant de 12° à 15°. Ces eaux sont bitumineuses.

*Indications.* — Elles s'adressent surtout aux affections des voies respiratoires. Bien que sulfureuses fortes ne provoquent pas d'hémoptysies. Le rhumatisme et la scrofule n'y sont traités que secondairement.

---

## DÉPARTEMENT DE L'HÉRAULT

**AVESNE**......... — Eau faiblement minéralisée.
**LA MALOU**...... — Eau bicarbonatée mixte.
**BALARUC**....... — Eau chlorurée sodique.

### AVESNE

Altitude : 287 mètres.

Une seule source avec un débit de 720.000 litres en 24 heures.

Les eaux sont employées en boisson, mais surtout en bains, piscines, douches, lotions.

On les dit arsenicales (0,0002 arséniate de soude).

*Indications.* — 1° les affections sécrétantes de la peau, les dermatoses sèches y sont souvent amendées.

2° Le lymphatisme.

3° Certaines affections utérines avec aménorrhée ou dysménorrhée.

## LA MALOU

Altitude : 190 mètres.

Trois établissements : 1° La Malou le Bas alimenté par la source ancienne 34°, la source Stoline 30°, la source le Cardinal 31°, la source de l'Usclade 48°.

Le débit total est de 433.440 litres par 24 heures.

2° La Malou le Centre alimenté par la source Bourges 27°, la source Capus 21°,5, la source Nouvelle 22°. Le débit des deux premières sources est de 40.320 litres en 24 heures.

3° La Malou le Haut alimenté par les sources suivantes : Chaude 31°, Tempérée 27°, Carrière Petit Vichy, Lamine, Moïse. Leur débit total est de 432.000 litres en 24 heures.

Cette eau s'emploie en boisson, bains, surtout de piscine, douches, douches de gaz carbonique.

*Indications.* — 1° le rhumatisme dans toutes ses manifestations, surtout chez les sujets nerveux, surexcitables, les névralgies rhumatismales, le rhumatisme viscéral.

2° Les affections nerveuses, l'éréthisme nerveux, les névroses (hystérie, névropathie, spasmes, la chorée), les affections de la moelle surtout si dans leur pathogénie se révèle la diathèse rhumatismale, la paralysie infantile, les paraplégies suites de couches, l'ataxie locomotrice avec lésion récente ou superficielle.

3° L'anémie, la chlorose chez les sujets nerveux surexcitables, épuisés, surmenés.

4° Les affections utérines avec nervosisme.

Les indications secondaires sont : la dyspepsie, les engorgements du foie, de la rate.

Les contre-indications sont : la diathèse scrofuleuse, la tuberculisation, les affections cutanées en général, les névralgies chez les herpétiques, les engorgements actifs de l'utérus.

## BALARUC

Cette station, située au niveau de la mer, jouit du climat marin. Son voisinage du lac salé de Thau et des salines du midi permet d'ajouter au traitement propre à la station soit des bains de mer, soit des bains additionnés d'eaux-mères provenant des salines.

Elle est alimentée par trois sources qui toutes ont une composition analogue. Notons dans leur analyse la présence de chlorure de cuivre à la dose de 0,0007.

L'eau s'administre en boisson, bains et douches. Les boues imprégnées des principes de l'eau minérale auraient des propriétés résolutives.

*Indications.* — L'indication la plus ancienne, la plus connue des eaux de Balaruc serait les paralysies. Dans le cas de paralysie liée à une lésion des centres nerveux, il faut que l'accident primitif ne soit pas trop récent, de crainte de voir se reproduire des phénomènes congestifs. Dans les paralysies *sine materia* dépendant, soit du rhumatisme, soit de la syphilis, il faudra n'avoir recours aux eaux de Balaruc qu'après avoir épuisé les autres médications et surtout observer qu'il n'existe plus de symptômes inflammatoires. Une autre indication majeure de Balaruc est la scrofule et toutes ses manifestations superficielles ou profondes. (L'avantage du climat marin et la possibilité de prendre des bains de mer peut, dans certains cas, la faire préférer à d'autres stations chlorurées sodiques).

Les autres indications secondaires sont les suivantes : les rhumatismes, surtout quand il y a un reliquat tel que contracture, atrophie, quand le rhumatisme évolue sur un terrain lymphatique.

La goutte à l'état chronique, quand il faut relever la vitalité de l'organisme, la faible quantité de chlorure de lithium (0,0007) est insuffisante pour expliquer les décharges d'urates constatées à cette station.

Les affections utérines : métrite chronique, troubles de la menstruation, fibromyonnes.

---

## DÉPARTEMENT DE LA LOZÈRE

**BAGNOLS**........................ Eau sulfurée calcique.

### BAGNOLS

Altitude : 915 mètres.

Etablissement alimenté par six sources. Leur température varie de 30° à 42₀, leur débit total est de 233.288 litres en 24 heures.

Elles sont employées en boisson, bains, surtout de piscines, à température élevée et de courte durée, douches, étuves, inhalations.

*Indications.* — Les formes nombreuses du rhumatisme, qu'il porte sur les articulations, les muscles, les tissus fibreux ou séreux. Une spécialisation de cette station est les affections valvulaires du cœur, de nature rhumatismale.

2° Les affections chroniques des voies respiratoires.

3° Les affections utérines avec aménorrhée ou dysménorrhée, l'engorgement de l'utérus, des annexes, les ulcérations du col.

4° La scrofule, le lymphatisme.

Contre-indications. — Ces eaux sont mal supportées par les sujets nerveux pléthoriques.

---

## DÉPARTEMENT DE L'AVEYRON

**ANDABRE** ........................ Eau bicarbonatée sodique.
**CRANSAC**........................ Eau sulfatée calcique.

### ANDABRE.

Altitude : 407 mètres.

L'établissement est alimenté par deux sources, celle des bains et celle de la buvette.

On y utilise aussi les eaux du Cayla (bicarbonatées calciques ferrugineuses très gazeuses) et celles de Sylvanès (ferrugineuses). Ces deux sources sont très voisines.

Ces eaux s'administrent en boisson et bains.

*Indications.* — Ces eaux bicarbonatées sodiques et ferrugineuses trouvent les mêmes applications que les eaux bicarbonatées sodiques mais s'adressent plus spécialement aux sujets anémiés, débilités.

Les indications principales sont : la dyspepsie, les engorgements du foie avec ou sans calculs biliaires, la diathèse urique sous forme de gravelle, de catarrhe de la vessie, de goutte.

## CRANSAC.

Altitude : 300 mètres.

Trois sources. La source Basse-Richard serait laxative, la source Haute serait astringente. Ces eaux sont employées en boisson, bains, douches, étuves naturelles chargées de vapeurs sulfureuses à 32°, 48°.

*Indications.* — Il est difficile de les résumer car on en a donné des plus diverses. Parmi les affections du tube digestif citons l'embarras gastrique chronique, la dysenterie chronique, certaines diarrhées. Le lymphatisme, la scrofule. Les affections rhumatismales, la chloro-anémie, les fièvres intermittentes rebelles ; grâce à leur vertu purgative elles rendraient des services dans les paralysies consécutives aux hématagies cérébrales.

# RÉGION DES ALPES

---

## DÉPARTEMENT DE LA HAUTE-SAVOIE

**EVIAN**.................... — Eau faiblement minéralisée.
**LA CAILLE** ............. — Eau sulfurée calcique.
**SAINT-GERVAIS**.... — Eau chlorurée sulfatée.

### EVIAN

Altitude : 318 mètres.

Cette station est alimentée par huit sources d'une composition presque semblable et d'une température de 12°.

Ces eaux sont administrées en boisson, bains, douches, etc.

*Indications.* — 1° Affections des voies urinaires. La gravelle sous toutes ses formes, gravelle urique ou phosphatique. Ces eaux conviennent surtout aux sujets irritables qui ont une tendance aux spasmes de l'un des points des voies urinaires. Elles rendent de grands services dans les complications de la gravelle : Pyélite, pyélonéphrite chroniques, les coliques néphrétiques, les catarrhes vésicaux, les cystites, l'incontinence d'urine, les paralysies de la vessie, les néphralgies, les cystalgies, les douleurs nerveuses de l'urèthre.

Les néphrites, les albuminuries rénales sont améliorées par ces eaux prises en boisson.

2° Affections des voies digestives : la gastralgie, les dyspepsies goutteuse, flatulente, acide, etc. en retirent de bons effets. On les a conseillées dans l'engorgement du foie, l'ictère, les coliques hépatiques.

3° La diathèse goutteuse chez les sujets affaiblis, quand l'urée et l'acide urique dépassent faiblement la moyenne.

Les manifestations goutteuses du côté des reins, de la vessie, de l'estomac, du foie.

4° Bouchard les recommande dans le diabète comme pouvant aider à la combustion du sucre.

5° La source d'Amphion, ferrugineuse, conviendrait aux anémiques et aux chlorotiques.

## LA CAILLE

Altitude : 600 mètres.

On utilise deux sources sulfurées calciques d'une composition presque identique.

Ces eaux s'emploient en boisson, bains, douches, bains et douches de vapeur.

*Indications.* — Le rhumatisme, la scrofule, les affections cutanées, les affections utérines.

## SAINT-GERVAIS

Altitude : 663 mètres.

Cette station est alimentée par trois sources : la source Gontard et la source de Mey chlorurées sulfatées, la source du Torrent, sulfureuse. Ces eaux sont administrées en boisson, bains, douches, irrigations, pulvérisations.

*Indications.* — En première ligne les maladies de la peau : eczéma sec ou humide (dans le second cas on utilise la source sulfureuse) acné, urticaire, prurigo, furonculose, psoriasis (peu modifié), l'ichtyose.

Dans la goutte, la source Gontard, lithinée (0.086) serait utile dans le cas de gravelle urique. Comme chlorurée cette eau conviendrait aux goutteux chroniques dont il faudrait relever la vitalité.

Parmi les affections du tube digestif, il faut signaler la dyspepsie simple, la dyspepsie saburrale avec gastrorrhée, la constipation par paresse intestinale chez les sujets irritables et nerveux, la pléthore abdominale, les affections hémorrhoïdaires.

Les affections nerveuses : la neurasthénie, l'hystérie non convulsive seraient heureusement modifiées par l'eau qui contient du bromure de sodium (0.0361) et l'hydrothérapie.

Les indications secondaires sont : les affections superficielles des voies respiratoires, la laryngite, la bronchite catarrhale. Le catharre utérin avec sécrétion abondante chez les arthritiques.

## DÉPARTEMENT DE LA SAVOIE

**AIX-LES-BAINS**. . . — Eau sulfurée calcique.
**MARLIOZ**. . . . . . . — Eau sulfurée sodique.
**CHALLES**. . . . . . . — Eau sulfurée sodique.
**BRIDES**. . . . . . . . — Eau chlorurée sulfatée.
**SALINS-MOUTIERS**. — Eau chlorurée sodique.
**LA BAUCHE**. . . . . — Eau ferrugineuse.

### AIX-LES-BAINS

Altitude : 262 mètres.

L'établissement est alimenté par deux sources :

1° Source du Soufre; température, 44° ; débit en 24 heures, 1.056.800 litres;

2° Source d'Alun; temp., 47°; débit en 24 heures; 1.987.200 litres.

Ces eaux sont administrées en bains, douches, étuves à une très haute température, douches de vapeurs, inhalations, pulvérisations. Elles sont employées très secondairement en boissons. Il faut noter le voisinage de Marlioz et de Challes qui permettent de compléter le traitement par les sulfureux. (Voyez ces stations.)

*Indications.* — 1° Le rhumatisme sous toutes ses formes, dans toutes ses manifestations. Dans le rhumatisme chronique vrai, la douche-massage rend les plus grands services. On peut envoyer à Aix les malades sortant d'une attaque de rhumatisme aigu 40 jours après l'attaque. Les affections du cœur au début ne sont pas une contre-indication.

2° La goutte, dans la forme chronique chez des sujets rhumatisants, le traitement doit être administré avec prudence.

3° Les affections articulaires : hydarthrose, tumeur blanche.

4° Les névralgies, surtout la sciatique.

5° Les paralysies périphériques sont améliorées; on ne doit y envoyer les paralysies posthémorragiques que longtemps après l'attaque.

6° Certaines formes externes de la scrofule.

8° Pour les affections catarrhales simples des voies respiratoires, le traitement d'Aix combiné avec celui de Marlioz ou de Challes peut être très favorable.

8° Citons enfin les reliquats d'affections chirurgicales (fractures, ankyloses, etc.), la métrite rhumatismale, la syphilis.

## MARLIOZ

Altitude : 250 mètres.

Cette station n'est pour ainsi dire qu'une annexe de celle d'Aix-les-Bains. Elle est alimentée par trois sources (Bonjean, Adélaïde, Esculape).

Les eaux sont administrées en boisson, inhalations gazeuses (eau pulvérisée par brisement) douches locales, pulvérisations.

*Indications.* — Elles se rapprochent beaucoup de celles d'Allevard : pharyngites granuleuses, inflammations chroniques des voies respiratoires, laryngite, bronchite, tuberculose pulmonaire.

## CHALLES

Altitude : 270 mètres.

Cette station est alimentée par trois sources analogues à celle dont nous donnons la composition.

Ces eaux sont employées en boisson, bains généraux ou locaux, pulvérisations, irrigation naso-pharyngienne, inhalation (brisement de l'eau) gargarismes etc.

*Indications*. — Les indications générales sont :

1° La scrofule dans toutes ses manifestations, surtout dans sa forme atonique.

2. La tuberculose à forme scrofuleuse même dans les périodes avancées.

3° La syphilis quand il y a intolérance du mercure (traitement sulfo-hydrargyrique, dans les syphilis tertiaires tenaces, rebelles au traitement ioduré mixte), dans la syphilis des scrofuleux, dans la syphilis héréditaire, dans la cachexie syphilitique.

Parmi les affections locales très heureusement modifiées par les eaux de Challes, citons : le coryza chronique, l'ozène, la pharyngite chronique, les tumeurs adénoïdes du pharynx (après leur ablation) la laryngite chronique, la laryngite tuberculeuse, la conjonctivite granuleuse ou catarrhale chronique, les dermatoses invétérées et profondes, la blennorrhée, la leucorrhée, la cystite.

## BRIDES

Altitude : 570 mètres.

Cette station est alimentée par une source d'un débit de

300.000 litres en 24 heures. L'eau est administrée en boisson, bains, douches, applications locales.

*Indications.* — Les eaux de Brides ont une action élective sur le tube digestif, ses annexes et en particulier le foie. Les affections traitées avec succès à cette station sont :

1° Certaines formes de dyspepsies, le catarrhe chronique de l'estomac, le catarrhe gastro-intestinal, la dysenterie chronique. Leur action purgative permet de les employer avec succès dans la constipation opiniâtre, la pléthore abdominale.

2° La lithiase biliaire, les engorgements du foie, les engorgements spléniques paludéens.

3° Pour l'obésité les succès s'observent plutôt si le chiffre de l'urée est diminué.

4° Les affections utérines chroniques, les métrites, la congestion utérine, la dysménorrhée, la leucorrhée.

5° Leur action sur le tube intestinal et le foie les indique dans certaines formes de goutte, de gravelle, de diabète.

5° La dérivation qu'elles produisent sur l'intestin les indique dans certains états congestifs du cerveau, de la moelle, dans des dermatoses rebelles,

## SALINS-MOUTIERS

Altitude : 492 mètres.

La source qui alimente l'établissement a un débit considérable de 3.500.000 litres d'eau en 24 heures.

Cette eau est employée en boissons (grâce à sa richesse en acide carbonique). Signalons dans sa composition : carbonate ferreux 0.0136, et arséniate de soude 0.0007. Les bains à eau courante peuvent être additionnés d'eaux-mères. Douches, irrigations, pulvérisations, applications locales de boues minérales.

*Indications.* — 1° Le lymphatisme et la scrofule à tous ses degrés, dans toutes ses manifestations, le rachitisme.

2° L'anémie chez les sujets lymphatiques qui ne peuvent supporter le fer.

3° Le rhumatisme chez les sujets débiles, anémiés, entachés de lymphatisme.

4° Les paralysies *sine-materia*, les paralysies symptomatiques de lésions centrales ou médullaires quand les accidents congestifs ont disparu.

5° Les affections chirurgicales, telles que les anciennes fractures, les plaies par armes à feu, les ulcères chroniques.

*Contre-indications.* — Ne pas y adresser les sujets nerveux, impressionnables, congestifs, les phtisiques.

## LA BAUCHE

Cette eau n'est guère employée qu'à domicile.

## DÉPARTEMENT DE L'ISÈRE

**ALLEVARD.** — Eau sulfurée calcique.
**URIAGE.** . . — Eau chlorurée sulfurée.
**LA MOTTE** . — Eau chlorurée sodique.
**ORIOL.** . . . — Eau bicarbonatée sodique.

### ALLEVARD

Altitude : 475 mètres.

Cette station possède deux sources : une source sulfureuse dite du Bout-du-Monde, à 16°7, avec un débit de 273.600 litres en 24 heures; une source ferrugineuse (sesquioxyde de fer, 0.03). Ces eaux sont administrées en boisson, inhalation froide (brisement de l'eau), inhalations chaudes, bains, douches, douches pharyngiennes, bains de pieds.

*Indications.* — L'indication principale se rapporte aux affections chroniques des voies respiratoires : laryngite, trachéite, bronchite, pneumonie, pleurésie. Toutes ces affections simples, succédant souvent à des éruptions cutanées, sont souvent guéries et toujours très favorablement modifiées par les eaux d'Allevard. De même pour l'asthme essentiel, l'asthme nerveux et la tuberculose, surtout chez les sujets lymphatiques. Les eaux d'Allevard sont moins irritatives que la plupart des sulfurées sodiques, mais néanmoins le traitement doit être surveillé chez les sujets congestifs.

Une autre indication majeure se trouve dans les affections chroniques, granuleuses, de la gorge et de l'arrière-gorge.

Les autres indications communes à toutes les eaux sulfureuses doivent être mises au second plan.

La source ferrugineuse rend des services aux anémiques, aux chlorotiques.

Les contre-indications sont : le tempérament sanguin, pléthorique, irritable, le tempérament bilieux.

## URIAGE

Altitude : 414 mètres.

L'établissement est alimenté par plusieurs sources chlorurées sulfurées ; nous donnons l'analyse de la source principale, d'un débit de 400.000 litres en 24 heures. Il y a aussi une source ferrugineuse qui contient 0,0204 bicarbonate de fer.

Ces eaux s'administrent en boisson, bains, douches, inhalations de gaz et d'eau pulvérisée, inhalations de vapeurs, pulvérisations, étuves.

*Indications.* — Ces eaux participent aux indications générales des chlorurées et des sulfurées faibles.

Les indications principales sont le lymphatisme, la scrofule. En première ligne il faut citer les affections cutanées : l'eczéma sec ou humide, l'acné, l'impétigo, le prurigo, l'ichtyose, le lupus. Les formes sécrétantes ou humides sont plus rapidement modifiées.

Les affections des muqueuses sont aussi heureusement influencées : le catarrhe du conduit auditif externe, l'ophtalmie, le catarrhe nasal, la leucorrhée scrofuleuse.

Elles donnent d'excellents résultats dans l'anémie, la débilité accompagnant la croissance.

Les indications secondaires sont : le rhumatisme, les névroses, l'atonie de l'estomac et de l'intestin, les inflammations chroniques simples des voies respiratoires. (La phthisie est aggravée par le séjour dans les salles d'inhalations), les affections utérines avec aménorrhée ou dysménorrhée (les métrorrhagies sont une contre-indication) les désordres du début de la menstruation.

## LA MOTTE

Altitude : 475 mètres.

Cette station possède deux sources analogues d'une température de 60° et d'un débit de 387.360 litres en 24 heures.

A noter dans leur composition : bromures alcalins 0,02, crénate et carbonate de fer 0,02, arsenite de fer 0,001.

Ces eaux sont administrées en boisson, bains, bains locaux, douches.

*Indications.* — 1° le rhumatisme articulaire franc, goutteux ou noueux. Ces eaux sont particulièrement indiquées quand il s'agira de combattre par des fondants et des résolutifs les dépôts plastiques péri-articulaire, quand ces affections s'observent chez des sujets lymphatiques scrofuleux.

2° La scrofule et ses diverses manifestations superficielles et profondes telles que les éruptions cutanées, muqueuses, les localisations ganglionnaires, articulaires etc.

3° Les affections utérines telles que la métrite chronique, l'aménorrhée, la dysménorrhée, les déplacements, les tumeurs fibreuses, la pelvi-péritonite.

4° Les arthrites chroniques, hydarthrose, tumeurs blanches, raideurs articulaires, les blessures anciennes par armes à feu.

## ORIOL

Deux sources presque identiques comme composition. Sont employées en boisson et bains.

*Indications.* — Ne sont fréquentées que par les habitants des environs qui viennent y chercher un remède à la dyspepsie et surtout à la chloro-anémie.

---

# RÉGIONS DES VOSGES & DU MORVAN

---

## DÉPARTEMENT DES VOSGES

**CONTREXÉVILLE.** — Eaux bicarbonatées sulfatées.
**VITTEL**............ — Eaux bicarbonatées sulfatées.
**MARTIGNY**......... — Eaux bicarbonatées sulfatées.
**HEUCHELOUP**.... — Eaux bicarbonatées sulfatées.
**BAINS**.............. — Eau thermale simple.
**PLOMBIÈRES**...... — Eau thermale simple.
**BUSSANG**.. ........ — Eaux de table.

### CONTREXÉVILLE.

Altitude : 340 mètres.

Cette station est alimentée par cinq sources d'une composition analogue. La source du Pavillon a un débit de 300.000 litres en vingt-quatre heures. Ces eaux sont administrées en boisson, bains, douches rénales, périnéales, ascendantes, bains de siège.

*Indications.* — L'indication principale est la gravelle

urinaire quelle qu'en soit la nature. Les résultats les meilleurs s'observent dans la gravelle phosphatique. L'usage de ces eaux rend de très grands services après la lithotomie.

D'autres indications majeures sont : 1° le catarrhe de la vessie, la cystalgie, les paralysies de la vessie. L'engorgement de la prostate, la blennorhée.

2° La goutte, dans les cas d'affection graveleuse et calculeuse des reins, de la vessie, dans le catarrhe des voies digestives et génito-urinaires. Elles éloigneraient et affaibliraient les accès. Charcot les conseille dans la goutte ancienne avec tophus.

3° Le diabète sucré chez les goutteux. On verrait, suivant Debout d'Estrée, le sucre diminuer et l'acide urique augmenter pendant la cure.

4° L'engorgement simple du foie avec coliques hépatiques chez les sujets constipés.

## VITTEL.

Altitude : 336 mètres.

La station comprend quatre sources dont nous donnons l'analyse. La grande source a un débit de 129.600 litres en vingt-quatre heures, la source Marie 72.000 litres, la source des Demoiselles 17,200, la source Salée 100.000 litres.

Ces eaux sont administrées en boisson, bains et douches de différentes formes.

*Indications.* — Elles se rapprochent beaucoup de celles de Contrexéville. Ce sont : 1° la gravelle urinaire, urique, oxalique et surtout phosphatique, le catarrhe de la vessie, des reins, de la prostate, du canal de l'urèthre.

2° La dyspepsie atonique gastrique ou intestinale. On la conseille dans les cas de constipation opiniâtre.

3° L'engorgement du foie et les calculs biliaires.

4° La goutte, surtout dans les formes viscerales avec manifestations sur les reins (la gravelle) sur les voies digestives (constipation). Les accès de goutte seraient moins fréquents après son usage.

5° Le diabète chez les goutteux.

## MARTIGNY.

Altitude : 366 mètres.

L'établissement est alimenté par trois sources. La source n° 1 et la source n° 2 ont une composition très analogue, toutes deux sont à 12° et ont un débit de 190.000 litres.

La troisième source est connue sous le nom de source Savonneuse.

Ces eaux sont employées en boisson, bains, douches, pulvérisations.

*Indications.* — Elles sont à peu près les mêmes que celles de Contrexéville et de Vittel soit : la goutte sous toutes ses formes et manifestations, la gravelle qu'elle soit urique ou oxalique, les calculs vésicaux, le catarrhe de la vessie, enfin le diabète sucré.

## HEUCHELOUP

Ces eaux paraissent se rapprocher de celles de Contrexéville, elles auraient par suite des indications analogues.

## BAINS

Altitude : 306.

Cette station possède 12 sources d'une composition très analogue, mais différant par la température qui varie de 24° à 48°.

Ces eaux pourraient être classées parmi les sulfatées sodiques.

Elles sont administrées en boisson, bains généraux ou locaux, douches, vapeur, bains d'étuve.

*Indications.* — Suivant leur température elles sont excitantes ou sédatives. Les indications sont : 1° Les affections rhumatismales chroniques, arthrite chronique noueuse, les sciatiques rebelles, la contracture, la paralysie rhumatismale.

2° Les déformations articulaires consécutives à des plaies par armes à feu, à des luxations, entorses, fractures.

3° Les troubles nerveux, hystérie, névralgies, les accidents de cet ordre accompagnant la ménopause.

4° Certaines affections du tube digestif : dyspepsie et entérite chronique. Elles sont contre-indiquées chez les tuberculeux et les pléthoriques.

## PLOMBIÈRES

Altitude : 421 mètres.

27 sources d'une thermalité variant de 10°,45 à 69°. Nous donnons l'analyse des deux principales. Signalons en outre la source du Crucifix, légèrement arsenicale et la source Bourdeille, ferrugineuse froide.

Les eaux s'administrent en boissons, bains et piscines (7 établissements divisés en trois classes suivant le confortable), douches de toutes formes, étuves.

*Indications.* — Les principales indications sont : 1° Affections du tube digestif : la gastralgie, l'entéralgie des rhumatisants et des névropathes, surtout quand il y a une grande intensité des phénomènes douloureux, l'entérite chronique, la dyspepsie intestinale. Suivant Durand-Fardel il faudrait surtout adresser à Plombières les malades chez lesquels la douleur prédomine, ceux qui sont sujets à des alternatives de diarrhée et de constipation. On retirerait de moins grands avantages si la diarrhée prédomine.

2° Le rhumatisme chronique musculaire ou articulaire, névralgique, viscéral, nerveux. Suivant Dujardin Beaumetz, ces eaux auraient une action négative dans le rhumatisme, avec lésions matérielles d'arthrite sèche ou nodosités d'Heberden. Le Bain du Capucin est dit antigoutteux, il faut le réserver aux troubles variés de nature nerveuse ou musculaire, dans la goutte chronique.

3° Signalons les bons effets de ces eaux dans les paralysies, les contractures rhumatismales, les atrophies musculaires localisées.

4° Les eaux de Plombières peuvent rendre des services mais sont moins spécialement indiquées dans les affections utérines avec leucorrhée, les troubles menstruels, les déviations utérines, les névralgies utérines, la métrite chronique, la stérilité, dans les affections de la peau papuleuses anciennes ou squameuses (source arsenicale), dans les fièvres intermittentes chroniques avec hypertrophie du foie, de la rate. L'anémie et la chlorose sont améliorées par l'emploi de la source ferrugineuse.

## BUSSANG

Ces eaux ne sont guère employées que pour l'exportation.

*Indications.* — Chloro-anémie, dyspepsie, gastralgie.

---

## DÉPARTEMENT DE LA HAUTE-MARNE



### BOURBONNE.

Altitude : 272 mètres.

Un établissement civil et un hôpital militaire sont alimentés par sept puits artésiens donnant une eau chlorurée chaude à 58°.

Cette eau est administrée en boisson, bains, douches, douches de vapeur.

Les boues et les conferves sont appliquées localement.

*Indications.* — 1° Les affections rhumatismales chroniques de toutes formes, les raideurs articulaires, les contractures, les paralysies de même nature. L'action de ces eaux serait trop énergique chez des sujets sanguins ou nerveux ;

2° Le lymphatisme, la scrofule (adénites, éruptions cutanées, affections utérines avec leucorrhée);

3° Certaines dyspepsies avec hypertrophie du foie.

---

## DÉPARTEMENT DE LA HAUTE-SAONE



### LUXEUIL.

Altitude ; 404 mètres.

Cette station est alimentée par douze sources d'une température variant de 24° à 69°. Deux sources (Grands Bains, Bains des Dames) ont plus de 1 gramme de substances fixes par litre, les autres n'atteignent pas 0,50 centigrammes. Ces eaux sont administrées en bains, douches, bains de vapeur, lotions, fomentations, etc.

*Indications.* — Elles se rapprochent beaucoup de celles des eaux de Plombières et de Bains, mais elles seraient plus calmantes, plus toniques. Les indications principales sont : 1° les affections rhumatismales sous toutes les formes, à tous les degrés, surtout chez les sujets névropathes anémiques ;

2° Certaines formes de dyspepsie avec gastralgie, entéralgie ;

3° Les affections de la peau de nature irritable; les faibles doses d'arsenic qu'on a constaté dans l'analyse ne peuvent rendre compte de leur efficacité;

4° Les affections utérines avec leucorrhée et accompagnées de névralgies;

5° Citons enfin l'anémie, la chlorose qui trouvent un excellent médicament à la source ferrugineuse.

---

## DÉPARTEMENT DU DOUBS

**BESANÇON** (Miserey) ........ Eau chlorurée sodique
**GUILLON**.................. Eau sulfurée calcique.

### MISEREY-BESANÇON.

Ces eaux chlorurées fortes, athermales sont analogues à celles de Salies de Béarn. Cette analogie permet de leur attribuer les mêmes indications.

### GUILLON.

Altitude : 350 mètres.

Une seule source à 13° d'un débit de 36.000 litres en vingt-quatre heures.

Cette eau s'administre en bains, douches, inhalations, pulvérisations.

*Indications.* — Les principales sont : les maladies de la peau à forme secrétante ou sèche, les affections chroniques des voies respiratoires : laryngite, bronchite, pharyngite. Certaines formes de dyspepsies, la scrofule, la chlorose.

---

## DÉPARTEMENT DU JURA



### SALINS.

Altitude ; 354 mètres.

L'établissement n'utilise qu'une seule source en bains, les autres servent à l'extraction du sel.

Cette eau est employée en bains, à l'eau saline pure ou additionnée d'eaux-mères, en douches. Elle est difficilement supportée en boisson.

*Indications.* — L'indication majeure est le lymphatisme et la scrofule, très particulièrement les manifestations profondes de cette diathèse : les adénites, même suppurées, les inflammations osseuses et articulaires. Les scrofules, les inflammations de même nature des muqueuses telles que conjonctivite, ulcérations de la muqueuse nasale, l'ozène, les écoulements du conduit auditif externe, la leucorrhée.

## DÉPARTEMENT DE SAONE-et-LOIRE

**BOURBON-LANCY**.... — Eau chlorurée sodique.
**SAINT-CHRISTOPHE.** — Eau ferrugineuse.

### BOURBON-LANCY

Altitude : 240 mètres.

Cette station possède 7 sources, toutes d'une composition analogue à celle que nous donnons. Source Descure 51°,5 ; la Reine, 54°,5 ; Marguerite, 49° ; Saint-Léger, 50° ; du Lymbe, 56° ; de la Rose, 28° ; Innommée, 46°.

Ces eaux sont administrées en boisson, bains, douches, étuves, applications de conferves.

*Indications.* — Chlorurées sodiques faibles, grâce à leur haute thermalité, elles partagent les applications des eaux thermales simples. Les indications majeures sont : 1° le rhumatisme avec ses variétés, le rhumatisme douloureux alors même que l'accès est peu éloigné, le rhumatisme chronique et toutes ses formes, le rhumatisme musculaire. Les manifestations viscérales du rhumatisme (gastralgie, entéralgie, les éruptions cutanées). Les névralgies. Ces accidents retireront d'excellents résultats de la cure si on les observe sur des sujets lymphatiques scrofuleux.

2° La goutte à forme bilieuse dans ses manifestations gastriques, chez des sujets névropathes lymphatiques.

3° La scrofule dans la plupart de ses manifestations.

4° Les troubles de la menstruation.

5° L'anémie et la chlorose chez des sujets ne pouvant supporter le fer.

6° Les fractures anciennes, les entorses, les contusions.

Une autre indication se trouve dans les affections utérines : troubles de la menstruation, indurations de l'utérus, myofibromes. Les inflammations des annexes de l'utérus sont favorablement influencées par l'action résolutive de ces eaux.

Les contre-indications sont le cancer, la tuberculose, les affections gastro-intestinales non lymphatiques, les paralysies consécutives à des lésions centrales.

### SAINT-CHRISTOPHE

Une source froide, employée surtout en boisson (exportation) et en bains.

*Indications.* — Dyspepsie, chloro-anémie.

---

## DÉPARTEMENT DE LA NIÈVRE

**POUGUES.**
**SAINT-HONORÉ.**

### POUGUES

Altitude : 193 mètres.

La source principale, Saint-Léger, s'emploie en boisson, bains et douches.

*Indications.* — 1° Affections du tube digestif : dyspepsies gastriques et intestinales catarrhales; dyspepsie flatulente avec pituite, vomissement ; la gastralgie ; l'hypertrophie congestive du foie, la lithiase biliaire.

2° Affections des voies urinaires; catarrhe avec sécrétion de pus, de muco-pus; gravelle urique et gravelle phosphatique.

3° Chloro-anémie.

4° Goutte, quand les localisations ont perdu leur acuité et sont caractérisées par une anémie plus ou moins prononcée.

5° Diabète.

6° Lymphatisme, scrofule.

Elles sont contre-indiquées dans la tuberculose pulmonaire.

## SAINT-HONORÉ

Altitude : 302 mètres.

Cette station comprend trois sources d'une température variant de 16° à 31°. Leur débit total est de 960.000 litres en 24 heures. Quelques auteurs la font rentrer dans la classe des sulfurées sodiques. (A noter la présence d'arsenic.)

Ces eaux sont administrées en boisson, bains, douches, inhalations d'eau pulvérisée, pulvérisations.

*Indications.* — 1° Affections catarrhales des muqueuses chez les sujets lymphatiques, scrofuleux (catarrhe du larynx, des bronches, tuberculose pulmonaire, catarrhe utérin, leucorrhée).

2° Arthritis : bien que les rhumatisants se trouvent généralement mieux des eaux sulfureuses chaudes, quelques sujets d'un tempérament affaibli, irritable, sujets aux congestions pulmonaires, se trouvent bien d'une cure à cette station.

3° Les affections cutanées suintantes.

---

## DÉPARTEMENT DE LA COTE-D'OR

**SANTENAY.** — Eau chlorurée sodique.

### SANTENAY

Une source employée en boisson seulement. Noter la présence de chlorure de lithium à la dose de 0 gr. 0926.

*Indications.* — Le lymphatisme, la scrofule.

---

# EAUX MINÉRALES

## NE POUVANT SE CLASSER DANS LES RÉGIONS PRÉCÉDENTES

| | |
|---|---|
| **ENGHIEN** (Seine-et-Oise).... | — Eau sulfurée calcique. |
| **PIERREFONDS** (Oise)...... | — Eau sulfurée calcique. |
| **FORGES** (Seine-Inférieure).... | — Eau sulfureuse. |
| | Eau ferrugineuse. |
| **BAGNOLES** (Orne)........... | — Eau faiblement minéralisée. |
| **SAINT-AMAND** (Nord)....... | — Eau sulfatée calcique. |
| **SERMAIZE** (Marne).......... | — Eau bicarbonatée sulfatée. |
| **MIERS** (Lot).................. | — Eau sulfatée sodique. |
| **BONDONNEBU** (Drôme)..... | — Eau bicarconatée calcique. |
| **CONDILLAC** (Drôme)........ | — Eau bicarbonatée calcique. |
| **MONTMIRAIL** (Vaucluse).... | — Eau sulfatée sodique magnésie. |
| | Eau sulfurée calcique. |
| **GREOULX** (Basses-Alpes)..... | — Eau chlorurée sulfurée. |
| **AIX** (Bouches-du-Rhône)....... | — Eau thermale simple. |
| **OREZZA** (Corse).............. | — Eau ferrugineuse. |

### ENGHIEN

Altitude : 48 mètres.

Les deux établissements sont alimentés par 9 sources divisées en deux groupes : le groupe ancien composé de 5 sources (Cotte, Deyeux, Peligot, Bouland, de la Pêcherie) d'un débit total de plus de 50.000 litres; le groupe nouveau composé de 4 sources (du Nord, du Lac, Puisage, du petit Etablissement) d'un débit total de plus de 700.000 litres. Le groupe ancien se donne en boisson, le groupe nouveau s'utilise pour le traitement externe.

Ces eaux sont administrées en boisson, bains, douches, gargarismes, inhalations gazeuses, pulvérisations.

*Indications.* — La principale indication des eaux d'Enghien est les affections catarrhales chroniques des voies respiratoires. Le catarrhe bronchique, la bronchite, la pneumonie, la pleurésie, la laryngite chronique simple.

Dans la tuberculose pulmonaire elles agissent sur l'élément catarrhal et sont surtout recommandées à la deuxième période. En surveillant le traitement on peut éviter les hémoptysies.

Elles ont donné d'excellents résultats dans l'asthme essentiel dont elles guérissent ou éloignent les accès, dans la coqueluche.

Une autre indication majeure est la pharyngite granuleuse.

Elles modifient la dyspepsie tenant à un catarrhe des voies digestives, les affections utérines surtout si ces troubles ont été précédés de manifestations à la peau.

Parmi les indications secondaires signalons :

Les affections cutanées (les mieux influencées sont celles se manifestant sous forme vésiculeuse ou pustuleuse). Le lymphatisme, la scrofule, le rhumatisme, la goutte, la syphilis, les accidents consécutifs aux grands traumatismes.

Dans tous ces cas cependant les eaux sulfurées thermales sont mieux indiquées.

Les eaux d'Enghien sont contre-indiquées chez les sujets irritables, nerveux, pléthoriques, congestifs.

## PIERREFONDS

Altitude : 84 mètres.

Une source sulfureuse froide,d'un débit de 21.000 litres en 24 heures. Une source ferrugineuse.

Ces eaux sont employées en boisson, bains, douches, douches pharyngées, inhalations d'eau pulvérisée. L'eau ferrugineuse n'est donnée qu'en boisson.

*Indications*. — Celles qui priment toutes les autres, sont les maladies catarrhales des voies respiratoires (angine granuleuse, laryngite, trachéite, bronchite chronique, simple ou compliquée, la tuberculose laryngée ou pulmonaire.

La source ferrugineuse est donnée avec succès aux anémiques et aux chlorotiques.

## FORGES

Altitude : 160 mètres.

Outre la source dont nous donnons l'analyse il y a la source Royale contenant 0,067 de crenate de fer et la source Reinette qui n'en contient que 0,022.

Ces eaux sont administrées en boisson, douches, bains chauds et froids.

*Indications*. — L'indication principale est l'anémie et la chlorose, la dyspepsie qui les accompagne souvent. Par leurs propriétés sédatives elles conviennent aux sujets nerveux. Leurs propriétés diurétiques permettent de les recommander aux graveleux.

Elles sont naturellement contre-indiquées aux sujets pléthoriques ou sujets aux congestions.

## BAGNOLES

Altitude : 163 mètres.

Cette station utilise deux sources : 1° la source thermale dont nous donnons l'analyse, elle contient 0,0079 acide sulfhydrique. Durand-Fardel la classe néanmoins parmi les eaux à faible minéralisation ; 2° Une source ferrugineuse.

Ces eaux sont employées en boisson, bains, douches d'eau et de vapeur.

*Indications.* — Elles remontent les fonctions digestives chez les sujets nerveux délicats, on les conseille dans les dyspepsies avec gastralgie, dans les névralgies gastro-intestinales.

Leur situation à l'ouest de la France où les eaux minérales sont rares, fait qu'on les emploie chauffées dans le traitement du rhumatisme, des névralgies, de certaines dermatoses.

Les anémiques et les chlorotiques se trouvent bien de l'usage de la source ferrugineuse.

## SAINT-AMAND

Dans cette station on fait surtout usage de bains de boues. Ces bains sont en général précédés de douches et suivis d'un bain à 33°-34°. Ces bains de boues sont ordinairement locaux. L'eau s'emploie aussi en boisson.

*Indications.* — 1° Les rhumatismes chroniques avec leurs conséquences organiques dans les muscles ou les articulations, les névralgies.

2° Les suites de fractures, de luxations, d'entorses.

3° En boisson dans les cas de gravelle rénale ou hépatique, enfin dans certaines formes d'eczéma.

## SERMAIZE

L'établissement est alimenté par une seule source, d'un débit de 33.000 litres en 24 heures. Cette eau est employée en boisson et bains. Elle a une grande analogie avec les eaux de Contrexéville et de Vittel.

*Indications.* — 1° Dyspepsie, gastralgie, entéralgie chez les sujets lymphatiques et chez les goutteux.

2° L'hypertrophie du foie, les calculs biliaires.

3° La gravelle urinaire.

4° La chloro-anémie, grâce à son fer.

## MIERS

Une seule source dans laquelle la prédominance du sulfate de soude est nettement et thérapeutiquement accusée.

Cette eau s'emploie en boisson.

*Indications.* — Ces eaux sont laxatives et diurétiques, modifient la nutrition sans provoquer de mouvements fluxionnaires ni de troubles nerveux.

Elles s'appliquent aux dyspepsies surtout avec constipation habituelle, sujets aux hémorrhoïdes, à la migraine. aux hypertrophies du foie et de la rate.

Leurs propriétés diurétiques en indiquent l'emploi dans le catarrhe des voies urinaires, chez les graveleux.

Comme laxatives elles sont utiles dans les congestions cérébrales qui font craindre une hémorragie.

## BONDONNEAU

Altitude : 140 mètres.

Une source d'un débit de 340.000 litres en 24 heures. Elle est employée en boisson, bains, douches, douches de vapeur, inhalations gazeuses.

*Indications.* — 1° dyspepsie stomacale ;

2° Chloro-anémie ;

3° Les eaux chauffées s'emploient dans le traitement du rhumatisme.

## CONDILLAC

Altitude : 100 mètres.

Deux sources d'une eau froide bicarbonatée calcique gazeuse classée par Durand-Fardel parmi les eaux digestives ou de table.

S'emploie presque exclusivement en boisson, il y a cependant des bains et des douches.

Grande exportation.

*Indications.* — Dyspepsie acide, anorexie. Anémie, chlorose.

## MONTMIRAIL

Altitude : 100 mètres.

Cette station est alimentée par :

1° Une source sulfureuse à 17°,4 d'un débit de 4.500 litres en 24 heures.

2° Une source sulfatée sodique et magnésienne.

La source sulfureuse s'emploie en boisson, bains, douches. La source sulfatée s'emploie en boisson, bains, douches, mais est surtout utilisée pour l'exportation.

Les *indications* de la source sulfatée sont celles des purgatifs salins, celles de la source sulfureuse sont les affections chroniques des voies aériennes, les affections sécrétantes de la peau, les affections catarrhales des voies génito-urinaires.

## GREOULX

Altitude : 350 mètres.

L'établissement est alimenté par deux sources, l'ancienne et la nouvelle, d'un débit total de 1.728.000 litres en 24 heures.

Les bromures et iodures signalés dans les premières analyses ne le sont pas dans de plus récentes.

Ces eaux sont employées en boisson, bains à eau courante, douches, étuves, inhalations sulfureuses.

*Indications.* — Les principales sont : 1° le rhumatisme dans toutes ses manifestations, articulaires, musculaires, superficielles ou profondes; dans les névralgies, le rhumatisme nerveux, mais plutôt chez les sujets sanguins à forte constitution.

2° Les affections catarrhales des muqueuses des voies respiratoires ou des organes génito-urinaires (elles sont contre-indiquées dans la phthisie pulmonaire).

3° Le lymphatisme, la scrofule, les vieux ulcères, enfin les dermatoses torpides.

## AIX

Altitude : 204 mètres.

Etablissement alimenté par deux sources d'un débit total de 375.840 litres en 24 heures.

Ces eaux sont administrées en boisson, bains, douches et étuves.

*Indications.* — Pour Durand-Fardel elles représentent une hydrothérapie tempérée sédative, s'adressant aux sujets nerveux, aux cas de rhumatisme nerveux.

On les a encore conseillées dans les affections des voies urinaires (néphrite chronique, coliques néphrétiques, gravelle, catarrhe vésical) dans les affections de la peau chez les sujets nerveux, enfin dans certaines affections utérines rebelles.

## OREZZA

Altitude : 300 mètres.

Trois sources utilisées seulement en boisson, la plus grande partie est exportée.

# TABLE ALPHABÉTIQUE

# TABLE DES PLANCHES



---

### Eaux sulfurées sodiques



### Eaux sulfurées calciques

### Eaux bicarbonatées sodiques



### Eaux bicarbonatées calciques



### Eaux bicarbonatées mixtes



### Eaux de table ou digestives



### Eaux bicarbonatées chlorurées

### Eaux bicarbonatées sulfatées



### Eaux sulfatées sodiques, chlorurées sodiques



### Eaux sulfatées sodiques et magnésiennes



### Eaux sulfatées sodiques



### Eaux sulfatées calciques



### Eaux thermales simples

www.ingramcontent.com/pod-product-compliance
Ingram Content Group UK Ltd.
Pitfield, Milton Keynes, MK11 3LW, UK
UKHW012221240726
13966UKWH00003B/883

9 782012 869011